# 中医

## 望诊识病

主编 王 亮

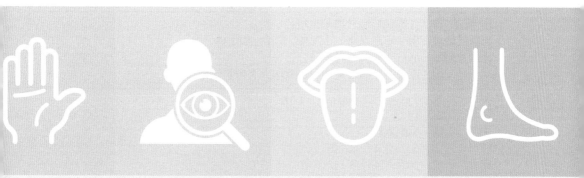

江苏凤凰科学技术出版社 · 南京

# 图书在版编目（CIP）数据

中医望诊识病 / 王亮主编 . — 南京 : 江苏凤凰科学技术出版社 , 2024.4
ISBN 978-7-5713-3901-2

Ⅰ . ①中… Ⅱ . ①王… Ⅲ . ①望诊（中医）– 基本知识 Ⅳ . ① R241.2

中国国家版本馆 CIP 数据核字（2023）第 242261 号

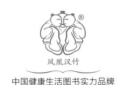

中国健康生活图书实力品牌

## 中医望诊识病

| | | |
|---|---|---|
| 主　　　编 | 王　亮 | |
| 全 书 设 计 | 汉　竹 | |
| 责 任 编 辑 | 刘玉锋　赵　呈 | |
| 特 邀 编 辑 | 蒋静丽　石　秀　黄少泉 | |
| 责 任 校 对 | 仲　敏 | |
| 责 任 监 制 | 刘文洋 | |

出 版 发 行　江苏凤凰科学技术出版社
出版社地址　南京市湖南路 1 号 A 楼，邮编 : 210009
出版社网址　http://www.pspress.cn
印　　　刷　苏州工业园区美柯乐制版印务有限责任公司

| | | |
|---|---|---|
| 开　　　本 | 720 mm×1 000 mm　1/16 | |
| 印　　　张 | 12 | |
| 字　　　数 | 240 000 | |
| 版　　　次 | 2024 年 4 月第 1 版 | |
| 印　　　次 | 2024 年 4 月第 1 次印刷 | |

标 准 书 号　ISBN 978-7-5713-3901-2
定　　　价　39.80 元

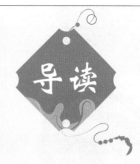

有的人头发乌黑，而有的人年纪轻轻头发就白了，这是什么原因造成的呢？

有的人脸色发红，而有的人脸色苍白，这分别说明什么问题？

耳郭上有压痕、凹陷或者隆起，分别代表什么信号？

人体的外观与五脏六腑有着密切的关系，通过观察五官、头面等异常变化，可以大致推断脏腑气血的盛衰以及健康状况。这种诊断方法在中医中称为"望诊"。"望而知之谓之神"，作为中医四诊之一，望诊在临床诊断中起着重要的作用。

本书系统总结了人体头面、五官、躯体、四肢、排出物和血液等几大方面的异常状况，深入分析了身体异常所反映出的疾患，详细介绍了中医望诊方法，教你读懂"身体的语言"，进而自测疾病，及时发现身体问题。这是一本随学随用的中医诊断入门书籍，所介绍的方法简单易学，方便大家自诊自查，远离疾病的困扰。

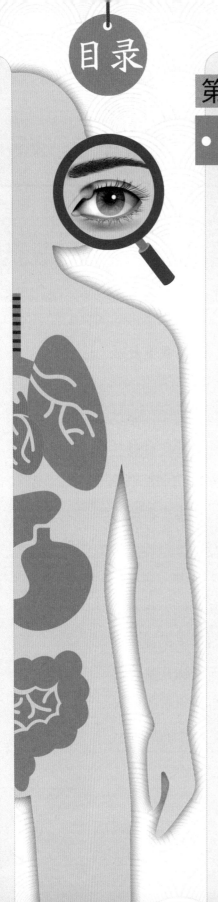

# 目录

## 第一章

## 望诊入门，一看就懂

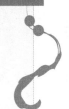

# 望头面，警惕身体发出的预警信号

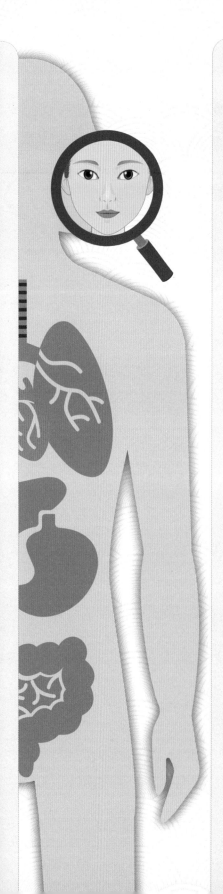

# 望五官，及早发现脏腑的异常

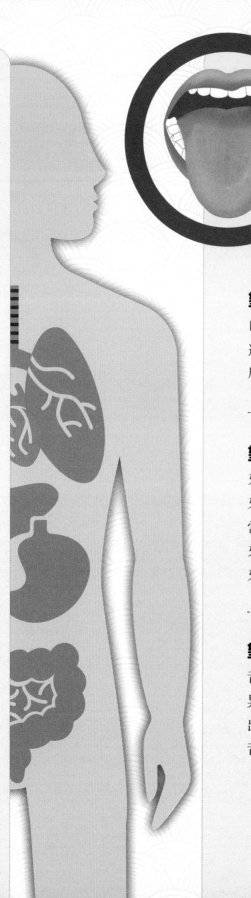

# 望躯体，及早发现疾病征兆

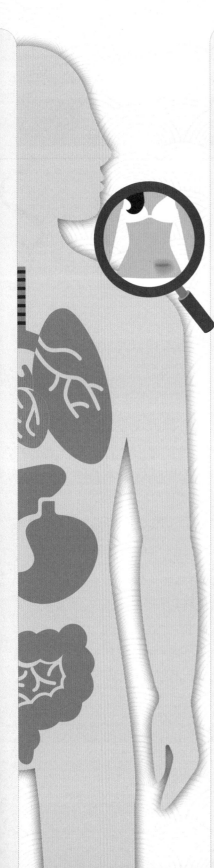

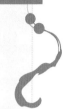

## 第五章

# 望四肢，获取健康状况的情报·

# 第六章

## 望排出物、血液，预防小病变大病

望头面

望眼睛

望牙齿

望掌纹

第一章

望诊入门，一看就懂

望面色

望诊在中医诊法中形成较早、发展较成熟，是中医诊断疾病的四大方法之首。通过望诊，能够获得与病情相关的较为丰富的信息，有"望而知之谓之神"之说。本章总结了一些望诊的基础知识，包括望诊的概念、五官与五脏的对应关系、望诊的方法和注意事项等，内容深入浅出，方便学习理解。

望四肢

望舌头

望耳朵

# 中医四诊法之望诊

## 什么是望诊

望诊，是指医生通过视觉对人体的全身、局部及排出物等进行有目的的观察，以了解患者的健康状况、测知患者病情的方法。望全身包括望神、色、形、态四个方面，望局部包括望头部、面部、五官、躯体、四肢、皮肤等，望排出物包括望分泌物、呕吐物、排泄物等。

**望诊**

**望全身**

**望局部**

**望排出物**

**01** 包括神、色、形、态四个方面

**02** 包括头部、面部、五官、躯体、四肢、皮肤等。其中，望五官中的望舌是望诊中比较重要的一项，包括望舌和望舌苔

**03** 包括分泌物、呕吐物、排泄物等

## 望诊的好处

视觉是人的众多感觉中比较重要的一种，通过视觉，可以获取丰富的外界信息，从而为正确地认识客观事物打下坚实的基础。因此，医生通过望诊，能够获得关于病情的较为丰富的信息，有助于初步判断疾病的具体情况。正如《难经》所记载的"望而知之谓之神"，这在一定程度上说明了望诊在中医诊断中的重要作用。

人体是一个有机整体，在发生疾病时也会呈现出一定的整体性。身体的某一部分或某一器官发生病变时，可能会影响并表现为整个身体出现问题；而全身发生的某种病变，也可能突出表现在某个局部或某个特定器官上。人体内部的某一脏腑发生病变，可能会导致外部发生改变；外部出现疾病，也可能会引发内部脏腑的问题。身体上的疾病，有可能会引发精神上的某种问题；而精神上的疾病，也可能会影响并表现为身体的病变。所以，人的神、色、形、态等外在的特征，通常预示着身体的健康状况。尤其是面部和舌部，与五脏六腑的关系更为密切，一般能够反映出某些脏腑的病变情况。

因此，医生通过望诊，观察患者的神、色、形、态等外在整体情况，能够了解患者是否出现疾病以及病变部位、病变程度等具体情况，有助于确定疾病的性质。

## 望诊必须与其他诊断方法结合

望诊虽然十分重要，但是在诊断时，也不能过分强调其重要性，而将望诊与其他诊断方法分割开来独立诊病。这是因为在临床实践中，患者的疾病情况往往复杂多变，有时反映在人体上还会出现一些虚假症状。

所以，如果仅仅依靠望诊，往往不能全面地了解病情，甚至有时还会得出错误的诊断结论，从而耽误对疾病的治疗。

# 望诊的方法

## 全身望诊

全身望诊，是指通过对患者外表的神态、肤色、形态、姿态等整体情况进行诊察，从总体上大致了解疾病性质及病变程度的一种诊断方法。

全身望诊主要包括望神、望色、望形体、望姿态等。

 **望神**

望神是指通过观察患者机体的生命活动和精神状态，来诊察其是否患有疾病，以及发病原因、发病部位、疾病性质等的一种重要的望诊方法。在望神时，主要观察患者的神志意识、表情神态、语言气息和精神状态等，尤其要观察眼神和目光。

 **望色**

望色是指通过观察患者的面部和身体皮肤的颜色、光泽，从而推断病情的一种诊断方法。中医认为，面部的不同部位所表现出来的色泽，都与特定的脏腑相对应，因此通过对面部各个部位的色泽的观察，可以推断出脏腑的病变情况；通过对身体皮肤颜色和光泽变化的观察，也可以判断出脏腑内精气的盛衰情况、病情的轻重缓急以及治疗后的痊愈情况。

 **望形体**

望形体是指通过观察患者形体的强、弱、胖、瘦以及脖颈、胸部、腹部、腰背部等部位的具体情况，来诊断其是否患有疾病，以及病变部位、病变原因、病变性质等具体病情的一种望诊方法。

 **望姿态**

望姿态是指通过观察患者的动静姿态、动作举止等，来判断其是否发生了疾病，以及病变部位、病变原因、疾病性质等具体病情的一种望诊方法。具体来说，望姿态包括望坐卧姿态、望异常动作等内容。

# 局部望诊

局部望诊，是指在全身望诊之后，再深入、细致地诊察患者的头部、面部、五官、躯体、皮肤、四肢、排出物等，从而详细了解病变原因、病变部位、病变性质等具体病情的一种诊断方法。

## 1 头面望诊

头面望诊是指通过观察患者的头部和面部，来判断其是否发生了疾病，以及病变情况的一种望诊方法。望头部包括望头形、望囟门、望头皮、望头发等具体内容；望面部包括望面色、望人中、望面容等具体内容。

## 2 五官望诊

五官望诊是指通过观察患者面部的眼、鼻、耳、舌、口等器官，来判断其是否发生了疾病，以及病变部位、病变原因、疾病性质等具体病情的一种望诊方法。具体来说，五官望诊包括望眼、望鼻、望耳、望舌、望口唇等内容。

## 3 躯体望诊

躯体望诊是指通过观察患者的躯体形态，来判断其是否发生了疾病，以及病变的部位、病变原因、疾病性质等具体病情的一种望诊方法。具体来说，躯体望诊包括望脖颈、望胸部、望腹部、望肩背部等内容。

## 4 皮肤望诊

皮肤望诊是指通过观察患者皮肤的颜色、光泽、荣枯程度以及是否出现斑疹、水疱、疮疡等皮肤病变，来判断其是否发生了疾病，以及病变部位、病变原因、疾病性质等具体病情的一种望诊方法。

## 5 四肢望诊

四肢望诊是指通过观察患者的四肢形态，来判断其是否发生了疾病，以及病变的部位、病变原因、疾病性质等具体病情的一种望诊方法。四肢是人体上下肢的总称，包括手和足。四肢是人体十二经脉必经之地，手指端与足趾端是人体阴阳交会之处，所以通过望四肢也可以判断疾病。

## 6 排出物望诊

排出物望诊，是指通过观察患者排出物的形状、颜色、性质、数量等来判断其是否发生了疾病，以及病变部位、病变原因、病变性质等具体病情的一种望诊方法。

# 认识头诊、面诊

## 什么是头诊、面诊

头诊，就是通过观察头颅外部形态及状态来判断疾病的方法。诊察头部不仅能了解头部局部的变化，更重要的是还可以探知与其相关的脏腑疾病。

面诊，就是通过对面部反射区进行观察，以判断五脏六腑各个部位的健康状况。就诊时，医生对面部整体以及面部五官进行观察，从而判断人体全身与局部的病变情况。

五脏六腑的病理变化会表现在面部的相关区域，所以面部的望诊可以洞察病机、掌握病情。比如，正常人的面色微黄且红润、有光泽，称为"常色"；而生病时，皮肤的色泽会发生变化，称为"病色"。从临床上看，病色主要有以下四种情况。

**1** 面色晦暗不泽，是正气大衰，精气将竭之象。

**2** 某色独显，表明该脏病情加重。

**病色**

**3** 面部皮肤颜色比平常浅淡，说明有虚证。

**4** 面色太过，与其本色、环境不相应，说明有实证。

运用面诊观察患者时，要善于结合面诊时外界环境的特点和患者的个体差异，灵活掌握诊断标准，以常测变，正确判断各种症状。

面诊不仅可以发现已经发生的疾病，还可发现疾病的征兆。因此，面诊在中医望诊中具有非常重要的意义。

# 面部反映脏腑的生理信息

　　面部是人体的缩影，面部的不同部位对应不同的脏腑，这是面部望诊的基础。《黄帝内经》中系统叙述了五脏六腑、四肢百骸在面部的反射区，下图是以《黄帝内经》为基础，结合现代临床医学总结的面部脏腑对应位置，对于诊断疾病具有积极的指导意义。

　　面部各部位与脏腑对应的位置：额头上侧对应头面，额头正中间对应咽喉，眉心对应肺，鼻根对应心，鼻柱对应肝，鼻柱两旁对应胆，鼻尖对应脾，鼻翼两旁对应胃，颧骨下方对应大肠，颧骨下方偏内侧对应小肠，两颊对应肾，人中对应膀胱、子宫。

　　当人的身体发生病变时，在面部相应的位置会出现颜色或形状的异常变化。仔细观察颜色及形状出现异常的脏腑对应区，能够辨别哪个脏腑出现了问题。比如两眉中间是肺区，如果这个位置发白，可能是肺气不足的表现。这种方法对于人们自诊自查很有帮助。

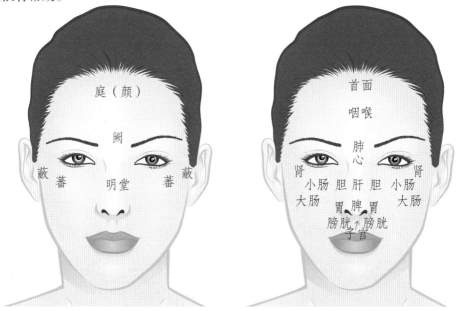

**面部对应脏腑划分法①**

① 按照《黄帝内经》的有关论述，面部对应脏腑划分法主要有两种：一种是《灵枢·五色》提出的，另一种是《素问·刺热》提出的，此处图以《灵枢·五色》为主。

# 头诊、面诊主要看什么

头诊主要通过看头颅的形态、头皮、头发、囟门等，从而得知脏腑的状态，了解身体健康的情况。

面诊主要通过对面部形态、颜色、皮肤、斑点分布等方面的观察，从而得知脏腑、经络、气血的状态。

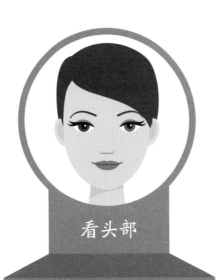

## 看头部

头居人体的最高位，为五体之尊，百骸之长，它是人体非常重要的部分。凡十二经脉和奇经八脉，都与头部有直接或间接的联系。脑为髓之海，为肾所主，肾之华在发，发为血之余；头又为诸阳之会，脏腑精气皆上荣于头。故望头部的情况，主要可以诊察肾、脑的病变和脏腑精气的盛衰。望诊时应注意观察头颅、囟门、头发的异常。

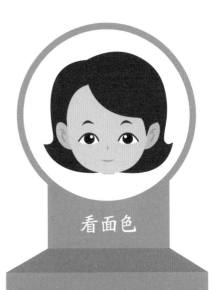

## 看面色

看面色主要是观察面部的颜色和光泽，然后根据不同的色泽确定气血的盛衰和疾病的发展变化，从而了解人体的健康状况。中国人的皮肤微黄，而且红润有光泽，这是面色健康的标准。如果颜色和光泽出现异常，则说明身体可能出现了问题。

身体的变化是循序渐进的，并且缓慢不易察觉，但是仍有蛛丝马迹可循。所以平时要留心观察，以发现其细微的变化，进而探知变化发生的原因，一方面可以预防疾病，另一方面也可以避免疾病恶化。

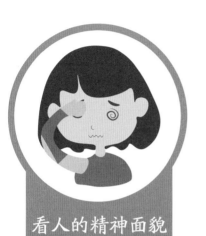

## 看人的精神面貌

精神面貌是人体生命活动的综合体现，要结合其精神、眼神、表情、语言及反应等来观察判断。假如一个人神志清楚、目光明亮、表情自然、语言清晰、反应灵敏，这是健康的表现；如果一个人总是神志不清、目光晦暗、表情淡漠、口齿不清、反应迟钝，呈现出精神萎靡的状态，那么基本可以断定这个人处于患病状态，甚至病情比较严重。

## 看面部形态

面部形态也是面诊的一个重要内容，面部形态异常一般也提示身体可能出现了异常。常见的异常面部形态有面部水肿、口眼歪斜、面部抽搐等。面部水肿可能是肺气失宣、三焦壅滞所致，也可能是肺、脾、肾阳气虚衰，不能运化水湿所致。口眼歪斜、面部抽搐多是风痰阻络、肝风内动所致。

# 认识眼诊

## 眼睛是人体内脏的外镜

《黄帝内经·灵枢》写道："五脏六腑之精气，皆上注于目而为之精。"这说明眼睛与五脏六腑、筋骨经络、精神、气血都有密切关系。

眼之所以能明视万物、辨别颜色，全靠五脏六腑精气的滋养。脏腑、经络功能失调，常反映于眼部，甚至累及眼部引起眼疾。反之，眼部疾病也可通过经络影响相应的脏腑，以致引起全身性反应。所以，眼睛是人体内脏的外镜，通过观察眼睛可了解脏腑的健康状况。

## 眼与脏腑的对应关系

眼和脏腑有密切的关系，结合眼和经络的关系，可以对眼进行合理的划分。

两眼向前平视，经瞳孔中心画一条水平线并延伸过内外眦，再经瞳孔中心画一条垂直线，延伸过上、下眼眶，于是就把眼球分为四个象限，再把每个象限划分为两个相等的区，即成四个象限、八个等区。此八个等区都有相应的脏腑分布。左眼属阴，八区按顺时针方向排列；右眼属阳，八区按逆时针方向排列。

一区为肺、大肠；二区为肾、膀胱；三区为上焦；四区为肝、胆；五区为中焦；六区为心、小肠；七区为脾、胃；八区为下焦。具体图示如下。

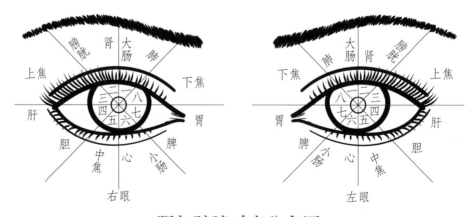

**眼与脏腑对应分布图**

# 认识耳诊

## 耳为宗脉之所聚

　　耳是人体重要的信息接收站，前人称为"采听官"，耳是人体信息的窗口，也是人体脏腑重要的外相。

　　中医认为耳与肾有密切的关系，耳为肾所主，肾开窍于耳。另外，脾胃为升降之中轴，脾胃升降正常，清阳之气上达贯耳，耳方能聪。耳不仅为肾窍、脾窍，同样也为肺窍、心窍、肝窍。耳下有丰富的血管神经，与脑及人体各部分组织有着千丝万缕的联系。

## 耳朵与人体各部的对应关系

　　人体内脏在耳郭的对应分布有其规律性。通过观察发现，人体各部在耳朵上的分布就像一个倒置的胎儿，头部朝下，臀部及下肢朝上，胸部及躯干在中间，即头面部对应耳屏、耳垂；上肢分布在耳舟；躯干分布在耳轮；下肢及臀分布在对耳轮上脚和对耳轮下脚；盆腔分布在三角窝；消化道分布在耳轮脚周围；腹腔分布在耳甲艇；胸腔分布在耳甲腔；外鼻分布在耳屏；内分泌分布在耳屏间切迹。具体对应分布情况参考右图。

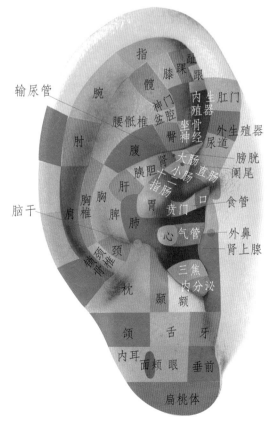

**耳与脏腑对应分布图**

# 认识鼻诊

## 鼻为肺之窍

　　鼻为肺之窍，乃呼吸之门户。五脏之气，均达于鼻。在内，肺为五脏的华盖；在外，鼻为五官的华壁。《黄帝内经·灵枢》有记载，"五色之见于明堂"，明堂就是鼻子，说明通过观察鼻子，能知脏腑病变。说明鼻与五脏的关系密切，内外相应。鼻部位于面部正中，集五脏之精气，其根部主心肺，周围候六腑，下部应生殖。因此，鼻及四周的色泽，可以反映五脏六腑的变化，有助于诊断疾病的发展与转归。

## 鼻部与脏腑的对应关系

　　鼻作为胚胎时期较早成形的器官，从形态到颜色都反映了内在脏腑的健康状况。

　　鼻是脏腑组织的缩影，多个脏腑组织在鼻部都有与之对应的部位，如鼻尖反映脾的健康状况，鼻尖发红或有其他异常变化，可能是脾功能出现了问题。鼻子各部位与脏腑的对应分布如右图所示，这些部位系统地反映了各脏腑组织的生理、病理状况。

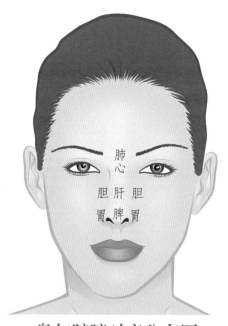

**鼻与脏腑对应分布图**

# 认识口唇诊

## 口唇为脾之官

口唇与脾关系密切，《黄帝内经·灵枢》说"脾气通于口，脾和，则口能知五谷矣""口唇者，脾之官也"。由此可见，口腔是疾病进入人体的门户，口唇与健康的关系密切。

## 口唇与脏腑的对应关系

口唇是十四经的枢纽、脏腑的要冲。可以用八卦图来说明脏腑与唇的对应关系。将口唇分成八等份，每份为一个八卦方位，每个脏或腑分配在一个方位上，然后根据每个方位上口唇的形态、色泽等来判断脏腑的生理和病理变化。

**乾属肺、大肠**。肺热或发热患者，多在口唇下方起疱疹。

**坎属肾、膀胱**。急性肾炎的患者此处颜色青紫，慢性肾炎的患者此处颜色暗黑。

**艮属上焦**。上焦火旺的患者，其口唇处易起疱疹、溃烂。

**震属肝、胆**。凡是肝胆有湿热、瘀热或肝胆火旺者，其相应的口唇部位均有疱疹或肿胀、痛、痒等症状。

**巽属中焦**。凡是有中焦疾患者，其相应的口唇部位会有肿胀、疱疹等。

**离属心、小肠**。凡心经或小肠经有热者，其鼻唇沟右侧易起疱疹。

**坤属脾、胃**。凡是患有脾胃疾病的人，其相应的口唇部位都会有疱疹或红肿。

**兑属下焦**。下焦有湿热、瘀血者，其相应的口唇部位易起疱疹、肿胀等。

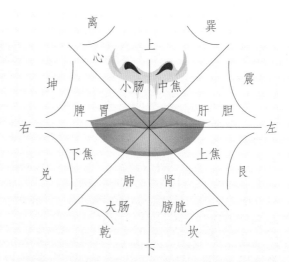

**口唇八卦分区及与脏腑对应分布图**

# 认识舌诊

## 舌与脏腑的对应关系

　　舌诊又称"望舌"，是一种通过观察舌象变化来了解身体的生理状况与病理变化的诊断方法。舌诊是望诊的主要内容之一。

　　中医一般将整个舌体分为四个部位，分别是舌尖、舌中、舌根和舌边（舌的两边），这些部位又分别对应着不同脏腑。例如，舌尖相应于心、肺，心肺疾病可观舌尖处；舌中相应于脾、胃，脾胃疾病可观舌中央；舌边相应于肝、胆，肝胆疾病可观舌边；舌根相应于肾，肾脏疾病可观舌根部。此外，舌下的脉络在循环功能发生障碍时，变化也会非常明显。

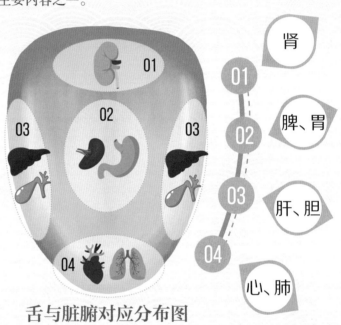

**舌与脏腑对应分布图**

### 01 舌根

　　舌根相应于肾。中医里的肾是对整个内分泌和生殖系统及部分骨骼系统等形态与功能的概括，并不是单指肾脏。肾的功能主要影响泌尿系统、牙齿、骨骼以及毛发等方面。

### 02 舌中

　　舌中相应于脾、胃。中医里的脾、胃不仅涵盖了现代医学的消化系统，并且与神经系统、内分泌系统、免疫系统、运动系统也有一定的联系。中医认为，脾、胃为后天之本，具有吸收和消化食物的功能。

### 03 舌边

　　舌边相应于肝、胆。肝、胆是人体的重要脏器，司理周身气血的调节、胆汁的分泌与排泄、肌肉关节的屈伸、情绪的变化等。自主神经的调节、大脑及周围神经系统、眼睛以及视神经等都与肝、胆的功能相关。

### 04 舌尖

　　舌尖相应于心、肺。舌尖是心的功能及有关状况的外在表现，心的虚实和病变，能够从舌尖上反映出来。中医里的肺包含整个呼吸系统以及鼻和皮肤等，具有掌管呼吸和调节全身水液的输布、排泄的作用。

# 舌诊看什么

舌诊主要通过观察舌的颜色、形状、灵活度以及舌下脉络来进一步了解身体状况。

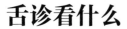

## 看舌的颜色

舌头在正常状态下的颜色为淡红色或浅粉红色。如果气血不足，舌头颜色就会变白、变浅；上火时舌头颜色就会变红、变深；病情较重时舌头颜色甚至会出现紫色、青色等异常的颜色。

## 看舌的形状

理想状态的舌头是大小适中、厚薄适度、灵活有力的。生病时舌头可能会变大，舌头两边会出现牙齿状痕迹，或者舌面出现斑点、瘀点、裂纹，舌乳头明显等症状。

## 看舌的灵活度

正常的舌头动作灵活，人在说话时也很流利。当生病的时候，舌头就会变得迟钝，有时候甚至会不由自主地颤抖，从而造成说话口齿不清，或者舌头从口中伸出时弯曲的现象。

## 看舌下脉络

舌下有两条静脉血管。正常状态时，两条静脉隐约可见，或完全看不出来。但当身体出现淤滞或气血循环不畅的时候，舌下的青筋就会非常明显。

# 认识手诊

## 手部经络、神经、微循环丰富

　　手诊是指运用视觉、触觉等方式，通过观察手的纹路、形态的变化规律等方式，对人体脏腑器官的变化进行推测的一种诊断手段。

　　《黄帝内经》认为，经络是运行全身气血、联络脏腑、沟通人体内外环境的通路，其功能在于行血气、决生死、处百病、调虚实。因为脏腑通过经脉、络脉、皮部和体表建立了联系，所以脏腑的功能活动和气血盛衰均可以通过手部反映出来。

### 手部有丰富的经络穴位

　　手上穴位丰富，可以通过经络与脏腑互相连接和传递信息，手的不同部位与不同脏腑相对应，当手部出现异常变化时，预示着对应区脏腑可能出现了病变。当人心情紧张时，容易手心冒汗，这是内脏紧张的一种表现。由此可见，手与周身器官密切相通，是反映内脏的窗口。脏腑如果有阴阳不调的症状，手也会发出信号。

### 手掌是末梢神经的集中区

　　古人云，十指连心。这是因为手掌有丰富的神经系统，可以通过大脑迅速传递五脏六腑的信息。解剖发现，手指上的神经非常丰富，这说明手掌皮肤的敏感度远高于身体其他部位的皮肤。当用针刺的方法对比掌心和掌背的刺激反应时，掌心反应比掌背反应更强烈且迅速。当我们接触并需要了解某一物体时，都会将手作为工具，这是因为手对冷热、软硬、干湿、涩滑的感觉比其他部位都要敏感。

### 手掌皮下血液循环和微循环丰富而密集

　　手掌的皮下有丰富而密集的血液循环和微循环，从而导致人体大量生物电信息和非生物电信息在掌中聚集。在手掌纹理微循环控制的区域，由于供血和微循环调节的变化和影响，手掌皮下组织会发生变化。这种变化使细胞的分解、代谢受到影响，即在局部出现隆凸或凹陷的表征，如青筋（静脉血管）凸起，就是体内生理废物积滞，导致血液循环不畅引起的。

# 手诊看什么

手诊时，对手形、手色、手指、指甲、掌纹等方面的观察是手诊基本的参照。此外，也要考虑年龄、性别、环境等因素的影响。

## 看手掌色泽

健康人的手掌呈淡红色，色泽光润，掌部肌肉富有弹性。若手掌呈白色，提示肺部可能出现疾病；手掌晦暗无华，提示肾脏可能有病变；手掌呈黄色，提示脾胃或肝脏可能有病变；手掌呈绛红色，提示心火过盛；手掌呈绿色，提示可能患有脾胃病或贫血；手掌大鱼际、小鱼际部位出现片状红赤，为肝掌，提示可能患有慢性肝炎、肝硬化；掌心经常冒汗，提示可能为神经衰弱；掌心出现瘀血状紫色，掌心肉较软，缺乏弹性，用手指按压后迟迟不能平复，可能是危急信号，提示心肾功能衰竭。

## 看掌纹

掌纹可分为主线、辅线和病理纹。有的掌纹是先天形成的，不易改变，反映先天的身体状况，如生命线、智慧线和感情线。有的掌纹是后天因素造成的，会随着身体健康状况的变化而生长或消退，如健康线、过敏线或干扰线等。病理纹则是一些特殊的纹理，是身体出现疾病的信号，不同部位出现病理纹，说明该对应区相应的脏腑可能出现了问题。

## 看手指形态、色泽

健康的人手指丰满、圆润、有力，长短搭配比例适当：拇指圆长强壮；食指圆秀强壮，外形直；中指圆长健壮，指节等长；无名指圆秀挺直；小指细长明直。若指端呈鼓槌形，提示可能患有呼吸系统、循环系统疾病；指端呈汤匙形，提示可能患有糖尿病或高血压。

## 看指甲

指甲为筋之余，肝主筋，望指甲不仅可以测知肝胆病，还可以了解全身其他脏腑的情况。正常指甲色泽淡红，平滑光亮，若以手压之，放松后血色立即恢复，表明气血充足，经脉流畅。指甲颜色不同，主病不同，如白色多主寒证、虚证，红色多主热证，黄色为湿热熏蒸之故，青色多主寒凝。

# 望诊的注意事项

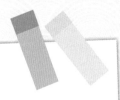

## 望诊的时间

望诊以早晨为宜。此时机体处于安静状态，阴阳之气相对平衡，经络营运的气血调和而均匀。饮食未进，口腔未因饮食咀嚼的影响而发生改变，故此时段进行望诊能比较真实地反映机体生理、病理方面的变化情况；同时，早上没有情绪和运动等因素的影响，面色较为自然，如果有疾病，便很容易从面部显示出来。

## 望诊前不要化妆

化妆品会遮盖住皮肤的真实颜色，不利于疾病的诊断。如面色萎黄是脾虚的表现，但化妆后面部皮肤的颜色很可能会变化，就会使医生做出错误诊断；口红也会让一个因阳虚而唇色苍白的患者变成气血调和的"健康人"。所以，患者在看病时切勿化妆，要素颜，这样有助于准确诊断。

## 注意饮食和用药

就诊前如果吃了番茄、杨梅、乌梅、甘草片等有颜色的食物或药物，容易造成误诊。因为番茄会使口腔、嘴唇泛红，杨梅、乌梅等容易使舌苔变黑，咖啡、蛋黄、橘子、黄色的药片及口服液等会使舌苔变黄，这些都会影响舌苔的颜色，从而影响疾病的诊断。此外，进食、饮酒和剧烈运动也易使气血运行变快，从而使面部颜色发生变化，继而影响疾病的诊断。所以，勿在进食、饮酒和剧烈运动后立即进行面诊，一般以相隔1个小时左右为宜。

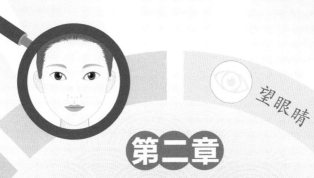

望眼睛

望掌纹

望牙齿

望血液

望四肢

# 第二章

# 望头面，警惕
# 身体发出的预警信号

　　头是人体重要的部位之一。中医认为，头为诸阳之会，精明之府，气血皆上聚于头部，因此，诊察头部是望诊中不可或缺的环节。面部为诸多经脉的汇聚之所，血脉丰富，为脏腑气血之所荣，能反映人体各部位生理、病理的信息，可以说，面部是整体的缩影。本章总结了头形、囟门、头发、面色、脸颊等变化对应的身体状况，帮助读者通过观察头部和面部诊断疾病。

望舌头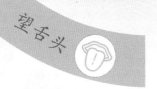

望耳朵

# 小儿头颅形状异常，多和先天发育不良有关

　　婴幼儿的头骨在出生时还未完全骨化，骨头之间有一些软缝隙，也就是常说的"矢状缝"。这些软缝隙能够使头部在婴幼儿的成长过程中发生形状上的调整，以适应大脑的发育和头部的生长。但是有一些异常的形状还是应该引起家长注意。

脑部疾病

脑积水会导致头形过大。

## 头形过大

　　头颅比正常婴幼儿的头颅大，且头皮的静脉增粗，较为显露，用手指敲头，可听到类似敲破罐子的声响。另外，如果伴随有双眼球外凸的现象，有可能是脑积水。中医认为此现象多由先天肾精不足，发育不良所致。现代医学认为头形过大多因脑发育畸形、炎症或颅内肿瘤等原因引起，多伴有智力发育不全。

智力低下

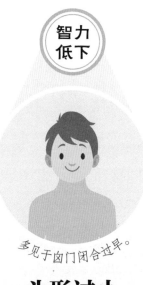

多见于囟门闭合过早。

## 头形过小

　　有的婴儿头颅比正常婴幼儿的头颅小，头顶尖突高起，颅缝闭合过早，头颅呈舟状或橄榄状等异常形状。这与头形过大一样，同属于畸形，多见于小儿囟门闭合过早，大脑发育不良等，多伴有智力低下。

发育迟缓

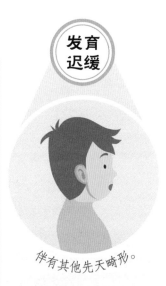

伴有其他先天畸形。

## 头形过短

　　头颅前后径比正常婴幼儿短，并伴有枕骨扁平，眼小，外眦上斜而内眦低，鼻梁扁平而宽，口常半张，舌常外伸，可能是患有唐氏综合征。唐氏综合征的患儿除体格发育迟缓并有不同程度的智力低下外，常伴有其他先天畸形。

## 头颅发育规律

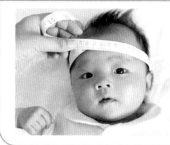

正常人的头颅略圆，大小通常随着年龄的增长而变大。一般来说，婴儿出生的时候，头围约有34厘米；6个月以后头围长到42厘米；1周岁时，头围一般可达46厘米；10周岁时，可长到50厘米左右；15周岁时，头围一般会长到53厘米甚至更大；18岁后，人的头颅一般就不再长了。

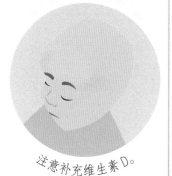

佝偻病

注意补充维生素D。

# 方颅

方颅又称"方头"，指小儿头颅顶骨与额骨向外隆起而使头颅呈方形，若伴有鸡胸、肋骨外翻等症状，可能是佝偻病。中医认为方颅多由肾精亏损，不充头窍所致。现代医学则认为方颅是缺乏维生素D或钙磷代谢障碍、骨样组织钙化障碍而引起的。

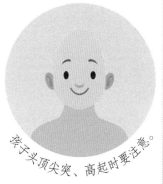

先天性疾病

孩子头顶尖突、高起时要注意。

# 尖颅

尖颅呈现尖头状，表现为下颌小，鱼样嘴，上唇沟短，两眼间距宽，前额突出，鼻高突，腭弓高等，还可能会出现视力障碍、听力障碍。多见于一些先天性疾患，如胸腺发育不全。

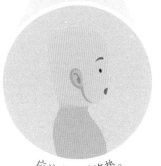

影响神经发育

应注意睡觉姿势。

# 扁头

扁头是指婴儿头颅后方或者侧方出现不同程度的扁平畸形，情况严重者会影响到神经的正常发育，造成智力低下。这种头形的出现与睡觉姿势有很大的关系，所以要避免长时间保持同一种睡觉姿势。

# 囟门可以查看肾气盛衰

囟门是指新生儿颅骨未完全闭合所产生的裂缝，包括前囟门和后囟门。前囟门于 12~18 个月时闭合，后囟门最晚于 2~4 个月时闭合。这里主要讲的是前囟门。正常婴幼儿的囟门是平坦的，且随脉搏而跳动，如果用手抚摸囟门，有柔软的感觉。否则，即为病理改变。

### 囟门下陷

囟门下陷指囟门凹陷，低于颅骨面，大多为虚证。如吐泻伤津、气血不足、先天精气不足或脑髓失充等都可导致囟门下陷。轻者需用手指抚摸囟门方可感觉到，重者望之即见。临床上常见于脱水、重度营养不良和极度消瘦的婴幼儿。

### 囟门高突

正常的囟门，用指头抚摸时有柔软的感觉。如果囟门变得饱满甚至膨出，提示颅内压增高，多见于小儿脑炎、脑膜炎、脑肿瘤或脑出血。

### 囟门早闭、迟闭

囟门早闭可能是脑小或颅骨骨化过早所致。由于囟门和颅缝过早闭合，禁锢了大脑的发育，因而孩子的智力亦有不同程度的低下，多见于先天不足，或胎儿、孕妇经常照 X 线，或脑炎等。

囟门迟闭指囟门和颅缝该闭合的时候没有闭合，提示可能是骨骼发育迟缓（甲状腺功能低下或佝偻病）以及脑异常增大（脑积水）造成的。

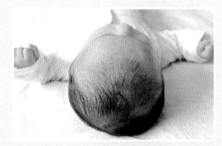

正常婴幼儿的囟门是平坦且随脉搏跳动的。

# 头皮出现异常，提示身体不适

头皮下聚集了众多的皮脂腺、汗腺和数以万计的毛囊。毛囊的数量和密度在出生时就已经决定，而每个毛囊在人的一生中大约能长出 20 根头发。因此，成年后头皮毛囊的数目不会增加，反而会逐渐减少。正常头皮的新陈代谢为 16~25 天，每天的掉发量则在 40~100 根，健康的头皮颜色是略呈肉粉色。

## 头皮瘙痒

头皮瘙痒的原因有很多，比如皮肤性疾病、全身性疾病、生活方式不当等。如果是真菌引起的头皮瘙痒，可以考虑使用去屑洗发水。若出现季节性的瘙痒，可能与天气干燥或者是过敏有关。生活中避免用手抓挠头皮，并养成勤洗头的卫生习惯。

## 头皮出油

日常生活中，有些人的头发总是很油，一点也不清爽，这多是体内激素紊乱导致的。无论男女，体内雄激素水平过高或个体对雄激素比较敏感，会促进皮脂分泌，使头面部过度出油。良好的休息和饮食习惯有助于减轻出油状况。

## 头皮屑过多

头皮屑是由于头皮的角质层不断脱落而产生的，是新陈代谢的产物。如果头皮屑过多，就会造成毛孔堵塞，容易使细菌增殖，刺激头皮，从而出现头痒的症状。头皮屑的增多一般是脾胃虚弱导致的，与人的体质有关。

另外，头皮屑过多还可能是这几个原因造成的：真菌的过度繁殖；使用劣质的洗发水；喝酒或食用刺激性食物等。

### ⚠ 正确洗头

洗头时尽量不要用指甲抓挠头皮，以免引起头皮感染。

正确的洗发方法是：先在掌心揉出丰富的洗发水泡沫涂抹在头发上，再用指腹适度按摩头皮，接着用水冲洗干净，最后用毛巾擦干，以达到充分的清洁和去屑效果。

# 头发异常，要提高警惕

　　中国人的头发，颜色多为黑色，富有光泽且较为稠密，这些都是肾气旺盛、精气比较充足的表现。如果年纪轻轻出现头发脱落、变白、稀疏等情况，可能是肾气不足、气血两虚的表现，要引起注意了。

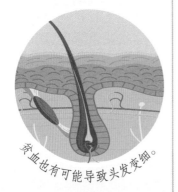

贫血也有可能导致头发变细。

## 头发变细

　　中医认为"肾其华在发"，头发的健康与肾脏有关。青年人如果头发突然由粗变细，还伴随有强烈的腰酸背痛，多半是肾虚引起的。贫血的人由于体内的血液不足，机体的营养不能濡养头发，也会出现头发变细的情况。

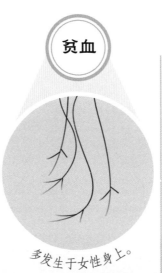

多发生于女性身上。

## 头发分叉开裂

　　当头发长到一定长度，发梢就会分叉、断裂。这种情况大多出现在女性身上，与女性生理期失血有很大的关系。如果生理期过多失血，会使身体处于接近贫血的状态，发质会变得很脆弱，容易出现分叉与断裂的现象。如果突然感到发质变差，很可能是贫血的信号，要多注意补血。

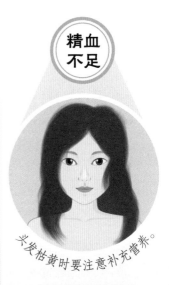

头发枯黄时要注意补充营养。

## 头发枯黄

　　部分健康而皮肤白的黄种人，头发可略带棕黄色，但头发荣润而有光泽。如果头发颜色枯黄，形似柴草，多提示肾气不足、精血亏损或久病失养，常见于贫血、营养不良等，女性可能有闭经、月经过少等症；如果头发直、色黄且干枯，可能是气竭液涸。

## 🔍 白头发越拔越多吗

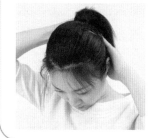

　　有些人认为白头发不能拔，拔了一根长十根，其实这是毫无科学根据的，不可迷信。但是拔头发确实对头皮有害，所以不要乱拔，如果拔得过多很可能会导致毛囊炎。

　　出现白头发，如果是遗传的，很难改变；如果是因病形成的，只要针对病因治疗，就可以有效抑制白头发的出现。

| 气血不足 | 先天不足 | 正常现象 |
| --- | --- | --- |

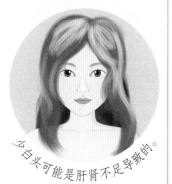

少白头可能是肝肾不足导致的。

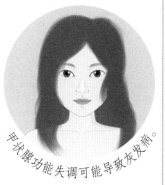

甲状腺功能失调可能导致灰发病。

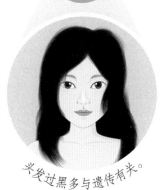

头发过黑多与遗传有关。

### 头发早白

　　青少年时期头发过早变白，也就是"少白头"，病因十分复杂，可能是先天遗传的，也可能是后天形成的。现代医学认为与精神状态不佳、营养不良、内分泌障碍以及全身的慢性消耗性疾病有关。中医认为少白头是由肝肾不足、气血亏损所导致的。

### 头发发灰

　　头发呈灰白色多因先天不足或后天失养、精血不能上华于发所致。此外，灰发还可能与甲状腺功能失调、早衰、老年性白斑、白癜风、斑秃等有关。

### 头发过黑

　　虽然黑发是黄种人的正常发色，但也存在一部分人头发过黑的情况。头发特别黑多数是遗传因素导致的，还有一部分原因是饮食方面营养充足或是食用黑豆、黑芝麻等黑色食物过多，属于正常现象，不必担心。

# 脱发，找准病因不苦恼

　　脱发，大多是正常的新陈代谢，生活中每个人都会脱发。正常人每日可脱落 50~100 根头发，同时也会有相等发量再生，这种属于生理性脱发，一般不必担忧。但如果头发脱落过多，出现发际线整体上移、头发明显变稀（以头顶为主）等，这就需要注意了。

过度焦虑 ●

## 斑秃，注意调节情绪

　　头部的某一块地方不长头发，脱落处头皮平滑光亮且松动，脱落处附近头发干枯，上粗下细，易被拔除，甚则头发全部脱光，须眉俱落，这些都是斑秃的表现。斑秃实际上跟情志有很大关系。如果过度焦虑、容易生气、心结解不开，就有可能造成斑秃。中医认为本病多因肝肾亏虚、阴血不足所致，或因气郁化火、血热生风所致。

遗传原因 ●

## 雄激素性脱发，建议尽早就医

　　雄激素性脱发的特征是前额上部或者顶部头发逐渐变得稀少，最后皮肤全部露出或仅留少许毳毛，多见于40~50 岁男性。除了遗传因素，还与工作压力大、不良生活习惯导致雄激素分泌过多及皮脂溢出等有关。本病虽然不影响身体健康，但是对容颜有影响，建议及时到皮肤科就诊。

脾肾不足 ●

## 枕秃，警惕佝偻病

　　枕部的头发呈半环状稀疏脱落者，称为"枕秃"，多是由于枕部受到摩擦所致。也常见于佝偻病患儿，常伴随头大额方、鸡胸龟背等，中医认为这是脾肾不足所致。

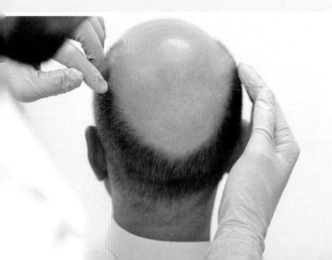

雄激素性脱发建议在早期治疗，疗效较好。

# 产后脱发，是精血亏耗的表现

产后脱发是指分娩后女性出现脱发的现象，多在分娩后 2~6 个月出现。它是一种休止期的脱发，一般与激素变化有关，随着时间的推移，发量可以恢复到正常情况。中医认为女性产后脱发是精血亏耗所致。

# 内分泌疾病性脱发

某些内分泌疾病，如甲状腺功能减退症（简称"甲减"）、脑垂体功能减退症等，可见头发稀疏或消失，甚者阴毛、腋毛完全消失，临床表现为记忆力减退、智力低下、厌食、性欲减退、畏寒肢冷、面色苍白或肢体水肿等，女性可见月经异常，儿童可见发育迟缓。中医认为此种脱发多属脾肾阳虚，内蕴寒湿。若头发脱落伴有面色晦暗、肌肤粗糙、舌有瘀斑、脉细涩等症，为瘀血阻滞之象。

# 其他异常脱发

中医认为男性前额发际脱发者，提示有患肾病的可能；女性全发散发性脱落，提示有患肾炎的可能；头颅顶部脱发，常提示可能为结肠炎、胆囊炎。

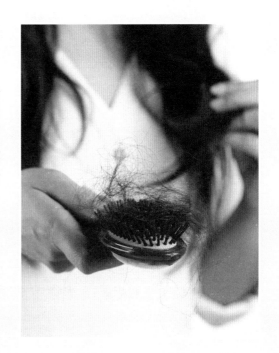

*产后脱发一般无须治疗，可自然恢复。*

# 面色异常，多是脏腑问题

面部色泽的变化是望面部诊察脏腑病变的主要内容。面部色泽是脏腑气血的外部征象，因此，可以通过面部色泽的变化来诊断脏腑疾病。

## 面色发白

**肺、大肠功能受损**

如果面色发白，有可能是肺或大肠的功能受损导致。如果面色虚浮且苍白，并伴有尿少、浮肿、少气懒言等症，可能是阳虚不能鼓动血运所致。此外，出血性疾病、经常痔疮出血、女性月经过多，也会造成面色苍白。

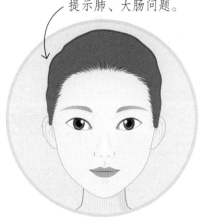

提示肺、大肠问题。

## 面色发黄

**脾胃虚弱**

面色淡黄，枯槁无泽，中医称之为"萎黄"，多属脾胃气虚、营血不能上荣之故，慢性肝炎、肝癌早期可见此面容；若面黄而且伴有水肿，多为脾气虚弱、水湿内阻，肝硬化腹水、尿毒症患者有时可见此面容。

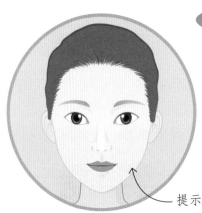

提示脾胃气虚。

### 正常的面色

正常的面色有主色和客色之分。

主色，是指人生来就有的基本面色，一生基本不变。

客色，是指由于外界环境、生活条件、昼夜时间、气候季节等发生变化，人的面部皮肤颜色发生相应的变化，从而呈现出的颜色。

## 面色发红

**心、小肠问题**

面色发红，多与心和小肠有关，也表示热证。若为满面通红，则属实热证，是由邪热逼迫血液，血行加速，脉管充盈所致；如果仅见两颧部泛红，则多是由阴虚火旺而产生的虚热证。实热证多见于感冒发热或温热病脏腑热盛之时，而虚热证多见于肺结核等慢性消耗性疾病之中。

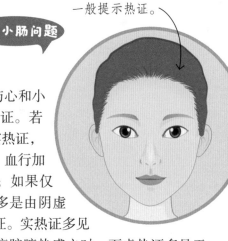

一般提示热证。

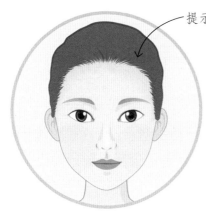

提示寒证、痛证。

肝火、心气虚

# 面色发青

　　面色发青但双耳红赤，为肝火上攻之象；面色青灰、口唇青紫，多属心气不足，常见诱因为血脉淤阻、心肌梗死；面色青中带黑为寒甚痛极；面部青紫，且以两眉之间、鼻柱之上及口唇四周较为显著，多是惊风（又称"惊厥"）的先兆。

肾虚

# 面色发黑

说明体内肾阳不足。

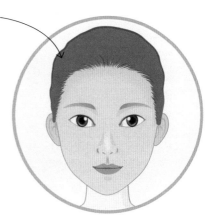

　　体内肾阳不足会导致面色黧黑晦暗，一般伴有腰膝酸软、耳鸣耳聋、形寒肢冷、尿清便溏或尿少、腰以下水肿，男性阳痿，女性宫寒不孕。另外，体内长时间有瘀血者，也可见面色黧黑，并伴有肌肤甲错、口干不欲饮、毛发不荣，女性兼有月经不调、小腹刺痛、唇青舌暗或有瘀斑。

## 其他异常面色及主病

| 异常面色及症状 | 主病或症因 |
| --- | --- |
| 面色青黄，眩晕呕吐，痰厥头痛 | 脾虚湿盛 |
| 小儿面青，咳嗽气喘，呼吸急促 | 风寒袭肺 |
| 面色发黄，面部枯瘦 | 胃虚热 |
| 面色淡黄，食欲不振 | 胃虚寒 |
| 面色甚白，咳嗽短气，多汗恶风 | 肺气不足 |
| 眼下或眼角青黑，面色如蒙尘 | 即将生病的征兆 |
| 面色青灰，尿少身肿 | 心肾阳衰 |
| 面色青紫，肢冷自汗 | 肺肾阳虚 |

# 面部神色，反映精神、气血状况

面部神色可以反映全身精神、气血的情况。如果一个人气血充足，精神很好，就可见眼睛灵活有光彩，神志清晰，反应灵敏，动作矫健；如果一个人气血不足，就会面色晦暗，精神萎靡。面部神色异常一般分为少神、失神和假神。

## 失神

失神一般表现为面色晦暗、精神萎靡、反应迟钝、目光呆滞、语言无力、答非所问等。失神又称为"无神"，反映正气已伤，病情较重，很难治愈。如果情况持续恶化，失神的患者可能还会出现语言错乱、神志模糊等危重征象。

**病情较重**

## 少神

**精气不足**

少神又称"神气不足"，其临床表现为两目晦滞、目光乏神、面色黯淡不荣、精神不振、思维迟钝、少气懒言、肌肉松软、动作迟缓。少神提示精气不足、机能减退，多见于虚证或疾病恢复期患者。

*少神是一种亚健康状态，会影响工作和生活。*

## 假神

**回光返照**

有些久病在床的患者，平时少言少食，或者已经神志不清，不能进食，生命垂危。突然之间，这些患者神志清晰、面色红润、声音响亮、胃口大开、动作矫健。这种一反常态的现象大多是去世前的假象，也就是常说的"回光返照"。如果遇到家人有这种情况出现，要多加留心，千万不能麻痹大意，以免留下遗憾。

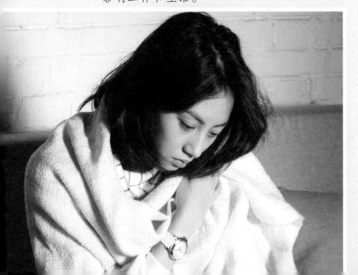

# 面部水肿，可能是肾有问题

水肿，是由于皮肤组织的间隙有过量液体积蓄而引起全身或身体一部分肿胀的一种现象。若从脸部开始水肿，继而扩大到全身时，罹患肾病的可能性很大。面部水肿可能提示以下问题。

### 肾功能障碍

一旦肾脏出现功能障碍，就会使体内的水分失调，进而出现面部水肿的现象。如果忽然出现眼睑水肿，并伴有咽喉肿痛等类似感冒的症状及排尿障碍时，可能是急性肾炎。

### 血液循环不畅

如果天生体质较差，再加上饮食口味偏重，久坐不动，经常熬夜以及睡前饮用大量的水等不良习惯，就会造成血液循环不畅。血液循环不畅后大量的水停留在体内的微细血管或皮肤中，出现面部水肿的现象。不过这种面部水肿会随着不良习惯的改变而自动消失。

### 脾阳不足

脾阳不足也会造成面部水肿、面色萎黄、四肢不温、自觉面部发胀，伴有倦怠乏力、食少腹胀、大便溏薄、肌肉消瘦、舌质淡嫩有齿痕、舌苔薄白、脉象虚弱等症。这是由于劳倦过度、饮食失节、久泻，或其他慢性病，损伤脾阳，造成脾气虚弱，运化失职，清阳不升所致。治疗脾阳不足造成的面部水肿时，应采用健脾、益气、升阳之法，药方宜用补中益气汤加附子、干姜等。

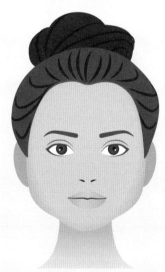

脾阳不足、肾功能障碍都可能导致面部水肿。

# 人中不同色泽的含义

　　一般来说，一个人的人中色泽与其面部色泽相似。人中色黄而透红，肌肤丰润，为脾肾健旺、后天充盛之象。若人中颜色有异常，可能是某些疾病的征象。比如人中色泽萎黄，肤松肉薄，为脾肾虚弱、阴血不充的征象。

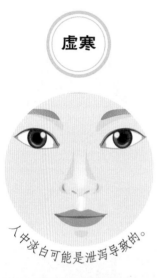

虚寒

人中淡白可能是泄泻导致的。

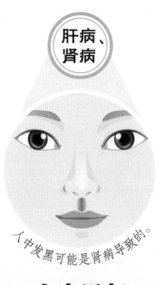

肝病、肾病

人中发黑可能是肾病导致的。

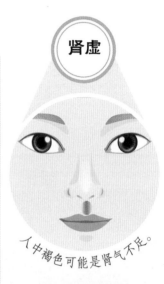

肾虚

人中褐色可能是肾气不足。

## 人中发白

　　人中颜色发白者，病危难治；人中颜色淡白，见于虚寒泄泻（慢性肠炎）；人中颜色淡白而干，多为血枯闭经；人中㿠白，伴冷汗涔涔，多见于咳嗽、咯血（支气管扩张症、肺结核咯血）；人中上段近鼻际处呈㿠白色，多为气虚崩漏。

## 人中黑灰

　　人中色黑可见于肾病综合征及尿毒症；人中时青时黑，主肝及肾病；人中微黑主热证；人中色灰暗失荣，多见于阳痿、男性不育、房劳过度、遗精及男性泌尿系统疾病，以及女性宫颈炎、输卵管卵巢炎、卵巢囊肿、子宫肌瘤等。

## 人中褐色

　　人中出现黑褐色，或有片状黑斑，为人体天癸（指肾气）气竭，冲任不足；人中色泽偏暗滞而枯夭，或见色素沉着，多为肾虚不孕。

# 人中形态异常，多提示子宫问题

人中整齐端直，略呈上窄下宽的梯形，沟道深浅适中，沟缘清晰均匀、对称，此为正常形态。人中短浅、狭长等则可能是疾病信号。

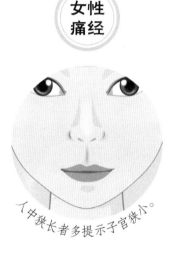

女性痛经

人中狭长者多提示子宫狭小。

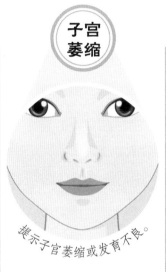

子宫萎缩

提示子宫萎缩或发育不良。

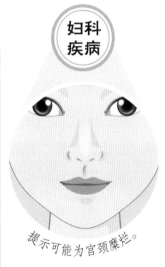

妇科疾病

提示可能为宫颈糜烂。

## 人中狭长

人中沟道狭窄细长，沟缘显著，或中段尤细，上下稍宽，其色黯淡者，就是长窄型人中，提示女性子宫体狭小，宫颈狭长，多出现痛经，男性可见阴茎包皮过紧或过长。据研究，人中长度大于中指同身寸[①]者常见子宫下垂，沟深者常为子宫后位，沟浅者为子宫前倾，沟宽阔者可能为子宫肌瘤。

## 人中浅坦

人中沟道浅而平坦，沟缘不显，即为浅坦型人中，宽狭均可见。浅而窄者提示后天性子宫萎缩、质硬、活动较差，常表现为经期紊乱，月经量逐渐减少以致出现经闭；浅而宽者提示先天性子宫发育不良、生殖机能低下或子宫萎缩（多见于老年人）。

## 人中隆起

人中沟道中有位置及形态不定的增生物隆起，甚至引起沟形的改变，即为沟道凸隆型人中，提示情况比较复杂，一般为宫颈糜烂。若人中一侧增生或变形，则多有一侧腹痛或压痛、腰酸以及月经不调等症，妇科检查多有输卵管卵巢炎、附件增厚或子宫肌瘤等。

---

① 中指同身寸，以中指中节屈曲时内侧两端纹头之间的距离长度为1寸。

# 女性面部色斑的预警

　　面部与人体脏腑相对应，所以哪里出现了色斑，该部位对应的经脉和脏腑器官就常常存在问题。色斑颜色越深、边界越清晰，症状越明显，而浅淡的斑往往出现于自觉症状之前。因此，观察色斑的部位，就能及早了解对应脏腑器官的健康状况。

## 不同部位的色斑

### 眼周围斑点

多见于子宫疾患、流产过多及激素紊乱引起的情绪不稳定者。

### 太阳穴、眼尾部斑点

多和甲状腺功能减退、妊娠、更年期、神经质及心理受到强烈打击等原因有关。

### 上唇斑点

多是肾气不足、大肠虚寒的征兆，常伴有便秘、月经不调等症状，应警惕子宫、卵巢疾患。

### 额头斑点

多见于性激素、肾上腺皮质激素异常者。

### 外眼角下斑点

提示肩关节受风寒侵袭或颈肩肌肉劳损，常有颈肩僵硬、酸痛的症状，须警惕颈肩部疾患。

### 面颊斑点

多见于肝脏疾病，日晒、更年期、肾上腺功能减弱者面部也有显现。

### 鼻梁中间斑点

多与肝气郁结、情志不遂或精神压力大有关，提示肝失疏泄，肝胆郁滞，须警惕肝胆疾患。

## 特殊斑点

　　还有一些特殊的斑点需要了解，不同斑点需注意分辨。

**月经疹**　　有的女性在月经要来的前几天，面部和身体其他部位会出现红斑，这在医学上叫"月经疹"，月经疹会随着月经结束而消失，不需特别治疗。

**病变斑**　　盆腔炎、内分泌失调等综合因素会引起"病变斑"，这种斑往往长时间不退，还伴有面色发黄、发灰、发暗的症状。30岁以上的女性，如果脸上的青春痘总好不了，并且伴有经期延长或间歇性闭经、肥胖、便秘等症状，那就应该去做一次妇科B超检查，看看是不是患了多发性卵巢囊肿。

# 笑容里隐藏的病情

由疾病引起的笑，与情绪不相协调，是情不自禁、无法控制的笑，这与正常人随感情而发的笑是不同的。一旦发现异常笑容，不可掉以轻心，应及时就医。

## 苦笑

常见于破伤风患者。由于破伤风患者张口困难，咀嚼肌抽搐，牙关紧闭，面部肌肉痉挛，从而表现为典型的苦笑面容。

## 痴笑

见于精神分裂症患者。这类患者由于神经机能失调，笑时不分场合、时间、地点。

## 傻笑

表现为特殊的憨里憨气的笑容，多见于大脑发育不全和阿尔兹海默病等患者。患者虽然经常乐呵呵的，但由于智力障碍的影响，面部表情会给人以呆傻的感觉。

## 怪笑

多见于面部神经麻痹、瘫痪的患者。由于神经支配作用的减弱或丧失，造成患侧面部肌肉松弛，鼻唇沟变浅，笑时嘴角向健侧牵拉，口眼歪斜，表情怪异。

## 假笑

多见于患有隐匿性抑郁症的患者。本来患者的内心感情是忧郁的，却常对人报以笑容。有经验的医生往往会注意到：这种患者仅仅是用嘴角在笑，眼睛毫无快乐的闪光。

## 强笑

它是一种无法克制的笑，多见于老年性弥漫性大脑动脉硬化等脑部器质性病变的患者。

## 狂笑

表现为歇斯底里的大笑，多见于大量酗酒后大发酒疯或癔症患者。

# 25 种病态面容，疾病早发现早预防

生活中，我们经常可以发现一些人的面容与正常人有着明显的不同，这样的面容被称为"病态面容"。病态面容是因疾病而造成的异常面部表现，是疾病的征象。下面将 25 种病态面容及其特征、对应病症总结如下。

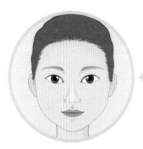

## 水肿面容

**面容特征：**面部皮肤肿胀或按之凹陷不起。

**对应病症：**提示水肿。

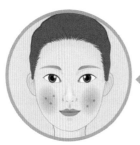

## 满月面容

**面容特征：**面颊胖大，状如满月，皮肤发红并伴有痤疮，儿童或女性还会长小胡须。

**对应病症：**提示皮质醇增多症。

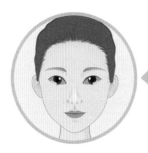

## 麻疹面容

**面容特征：**双眼发红，畏光流泪，分泌物较多。

**对应病症：**提示皮疹。

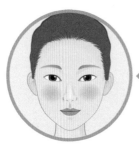

## 醉酒面容

**面容特征：**面色潮红，醉眼朦胧，面容如醉酒时的样子。

**对应病症：**提示肺源性心脏病、高原病或潜水疾病。

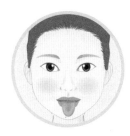

## 二尖瓣面容

**面容特征：** 面色黄而水肿，面颊暗红，口唇青紫，舌心晦暗，心慌气短。

**对应病症：** 提示风湿性心脏病。

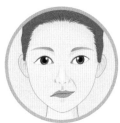

## 瘫痪面容

**面容特征：** 单侧面部肌肉瘫痪，表情动作完全丧失，眼裂扩大，鼻唇沟变浅，口角下坠。

**对应病症：** 提示面部神经炎所致的周围性面瘫。

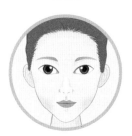

## 甲亢面容

**面容特征：** 眼球突出，眼裂开大，面黄肌瘦，兴奋不安，心悸，出汗，烦躁易怒等。

**对应病症：** 提示甲状腺功能亢进症（简称"甲亢"）。

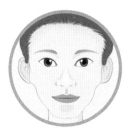

## 肢端肥大症面容

**面容特征：** 头颅增大，颧骨突起，面部变长，下颌骨增大并向前突出，唇舌变厚，耳鼻增大。

**对应病症：** 提示肢端肥大症。

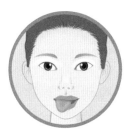

## 呆小病面容

**面容特征：** 面容发育不良，头发干枯，鼻梁扁平而宽，眼睑水肿，鼻头上翻，舌常伸出口外。

**对应病症：** 提示呆小病。

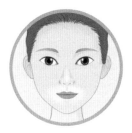

## 猩红热面容

**面容特征：** 面部潮红，口鼻周围较苍白，即环口苍白圈。

**对应病症：** 提示猩红热。

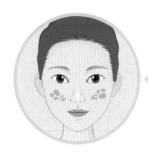

## 黑变病面容

**面容特征：** 面部出现淡褐色、深褐色或灰黑色的点状色素沉着，严重者连成一片。

**对应病症：** 提示慢性中毒。

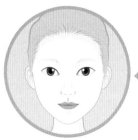

## 白化病面容

**面容特征：** 面部呈乳白色或粉红色，头发为白色或淡黄色。

**对应病症：** 提示白化病。

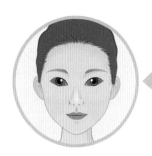

## 一氧化碳中毒面容

**面容特征：** 面部、口唇、眼睑结膜出现樱桃红色。

**对应病症：** 提示一氧化碳中毒（俗称"煤气中毒"）。

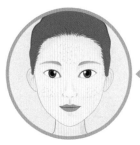

## 蛔虫病面容

**面容特征：** 在前额或两颧出现粟丘疹，面色萎黄，唇红。

**对应病症：** 提示蛔虫病。

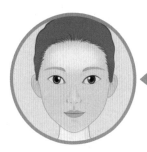

## 艾迪生病[①]面容

**面容特征：** 面部灰黑，前额明显，口唇发青。

**对应病症：** 提示肾上腺皮质功能不全。

①艾迪生病即原发性慢性肾上腺皮质功能减退症。

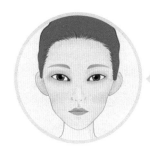

## 恶病质面容

**面容特征：** 面部肌肉瘦削，眼窝凹陷，面色晦暗或萎黄，表情痛苦或淡漠。

**对应病症：** 提示重症晚期，如癌症。

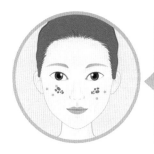

## 糖尿病面容

**面容特征：** 面色黄白，有红斑和丘疹。

**对应病症：** 提示糖尿病。

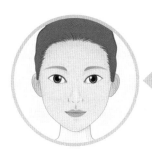

## 黑色面容

**面容特征：** 面色棕黑无光泽，兼有青灰。

**对应病症：** 提示肝病。

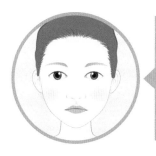

## 急性病面容

**面容特征：** 面色苍白或潮红，表情痛苦，鼻翼翕动。

**对应病症：** 提示急性发热疾病，如肺炎、疟疾。

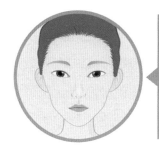

## 慢性病面容

**面容特征：** 面色灰暗、憔悴、萎黄，表情淡漠。

**对应病症：** 提示慢性消耗性疾病，如结核病、肝硬化、癌症。

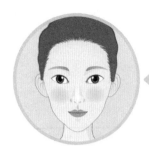

## 肺结核面容

**面容特征：** 面瘦且白，下午两颊出现绯红，眼睛有神。

**对应病症：** 提示肺结核。

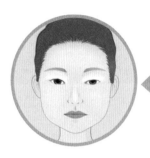

## 甲减面容

**面容特征：** 面白且水肿，眼睑水肿松弛，眼裂变小，表情迟钝。

**对应病症：** 提示甲状腺功能减退症。

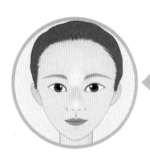

## 软骨发育不良面容

**面容特征：** 头大面小，眉间隆起，鼻呈鞍状。

**对应病症：** 提示软骨发育不良。

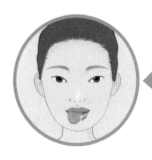

## 唐氏综合征面容

**面容特征：** 鼻梁扁平，口常呈半张开状，舌尖伸出口外，口流涎水，表情痴呆。

**对应病症：** 提示遗传性染色体病。

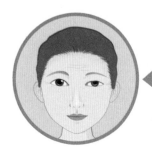

## 重症肌无力面容

**面容特征：** 单侧或双侧眼睑下垂，皱纹增多，眼眉抬高，仰头伸脖。

**对应病症：** 提示重症肌无力。

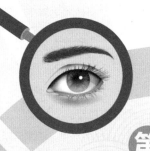

望耳朵

望掌纹

望牙齿

# 第三章

# 望五官，及早发现
# 脏腑的异常

望四肢

望血液

　　望五官是面诊的一个重要方面。中医认为，五脏开窍于五官，所以通过观察五官可以了解人体五脏六腑的健康状况。肝开窍于目，所以肝脏有病多反映在眼睛上；肾开窍于耳，肾脏有异常，多在耳部有所表现；肺开窍于鼻，如果肺部出现了病变，则鼻子也会有异常表现……本章总结了眼、耳、口、鼻、舌几个部位的异常表现所对应的身体问题，帮助读者通过五官识别身体健康状况。

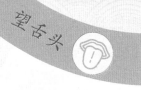

望舌头

望头面

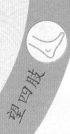

# 黑睛异常应留心

黑睛位于眼珠前端正中央，形圆无色，黑睛的颜色实际上是虹膜的颜色，所以中医的黑睛诊法实际上是虹膜诊法。通过观察黑睛的异常，有助于发现身体的病变。

**望诊小贴士**

| | |
|---|---|
| 黑睛生翳—— | **肝火旺盛** |
| 黑睛有苍白区—— | **急性炎症** |
| 黑睛有褐色斑点—— | **肠蛔虫病** |

## 黑睛生翳 `肝火旺盛`

黑睛上出现细小的颗粒，或疏或密，色灰白或微黄，伴涩痛、畏光流泪，可能是聚星障（单纯疱疹病毒性角膜炎），多由肝经伏火，外邪入里化热，或脾胃蕴积湿热，熏蒸黑睛所致。本病病程较长，易反复发作。若治疗不及时，可发生花翳白陷、凝脂翳等症，愈后遗留瘢痕翳障，影响视力。

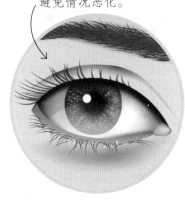

黑睛生翳应尽早治疗，避免情况恶化。

## 黑睛有苍白区 `急性炎症`

在黑睛上有时会出现大小不等的苍白区，这多是急性炎症的表现。如果在膀胱、尿道区出现，多为尿道感染；如果在靠近外周出现苍白点，多是淋巴结炎。若是色彩浅淡并且有灰暗区，尤其是巩膜上的颜色变得浅淡并且中央部分昏暗，提示可能身体出现了癌变。

黑睛有苍白区，多与炎症有关。

### 什么是眼蛔斑

眼蛔斑指白眼珠上的小血管顶端和旁边，有蓝色、青黑色或紫褐色圆形的斑点，约针头大小。出现以上情况，及时送医检查。一般而言，眼蛔斑大，表明寄生虫已是成虫；斑小，表明为幼虫；斑数量多，则虫多；斑数量少，则虫少。

## 黑睛出现褐色斑点 `肠蛔虫病`

如果黑睛上出现褐色斑点，与白眼球上的褐色斑相似，多是肠蛔虫病的征象。若是出现黑色斑点或是黑线，多表明其所在区域对应的脏腑出现了问题。如冠心病、心肌梗死、风湿性心脏病等，在心脏区常出现黑点或黑线。

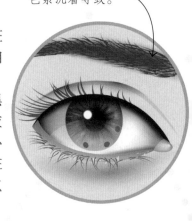

褐色斑点出现，也可能是色素沉着导致。

# 瞳孔异常要注意

瞳孔也叫"瞳仁"，是虹膜中央的开孔，也是光线进入眼内的通道。正常的瞳孔为圆形，两侧等大，黑亮清澈，并可以随着光线的强弱而缩小或扩大。瞳孔异常要引起注意。

> **望诊小贴士**
> 瞳孔散大——脑部疾病、眼伤、青光眼等
> 瞳孔缩小——中毒、糖尿病
> 两侧瞳孔大小不等——颅内病变
> 瞳孔发青——青光眼

## 瞳孔散大　**脑部疾病、眼伤、青光眼等**

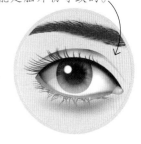

可能是脑外伤导致的。

正常情况下，当光线较弱的时候，人的瞳孔就会散大。而有些时候，瞳孔散大则是由疾病造成的，如脑外伤、脑血管病、重症乙型脑炎、化脓性脑膜炎、眼外伤、青光眼、视神经萎缩等病症都会引起瞳孔散大。临床上医生可以通过观察患者的瞳孔是否散大来判断其病情的严重程度。

## 瞳孔缩小　**中毒、糖尿病**

正常情况下，在较强光线的刺激下，人的瞳孔会缩小。在一些病理条件下，瞳孔缩小可能是由虹膜睫状体炎、酒精中毒、安眠药中毒、有机磷中毒、脑桥肿瘤和脑桥出血等病症引起的。此外，糖尿病患者通常也会有瞳孔缩小的现象。如果出现针尖样的瞳孔，则可能是由吗啡中毒引起的。

一般提示中毒。

## 两侧瞳孔大小不等　**颅内病变**

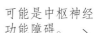

可能是中枢神经功能障碍。

这是颅内病变的征象，可能是脑出血、脑肿瘤、脑血栓等病症引起的。如瞳孔不仅大小不等，而且还变化不定，则可能是中枢神经功能障碍引起的。

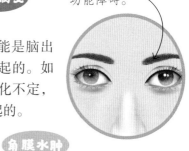

### 年龄也会影响瞳孔

瞳孔的大小除了随光线的强弱变化外，还与年龄大小、屈光、生理状态等因素有关。一般来说，儿童的瞳孔比成年人大；近视眼患者的瞳孔大于远视眼患者；情绪紧张、激动时瞳孔会变大，深呼吸、进行脑力劳动、睡眠时瞳孔就缩小。

## 瞳孔发青　**角膜水肿**

多提示青光眼。

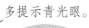
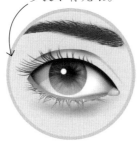

这是青光眼的表现，是患病后由于角膜发生水肿或是眼内的改变造成的。出现青光眼要及时进行治疗，否则就会有失明的危险。青光眼与肝脏功能异常密切相关，所以平时多注意保护肝脏，以预防青光眼。

# 白睛异常应重视

　　白睛就是白眼球，包括球结膜和巩膜，具有保护眼球的作用。健康人的白睛洁白而有光彩，没有其他颜色出现，如果出现异色或斑点，可能提示相关内脏有病变。

## 识别白睛络脉异常

　　人的白睛上隐约可见纵横交错的络脉，正常人的络脉纤细而不明显，尤其是儿童的眼球，如果没有生过大病，则白睛清白洁净，看不出络脉分布。生病以后，或由体表通过经络而传到内脏，或由内脏外传到体表，无论某一经或某几经受病，都可从白睛上表现出来。

### 延伸 疾病转变

多提示疾病的发展。

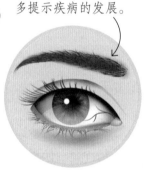

　　指血丝很长，延伸到其他区域，多表示病情的发展方向以及疾病的范围，说明该部位疾病向另一部位发展或转变。如坐骨神经痛、上肢痛、骨髓炎等，可见此现象。

### 雾斑 瘀证

多提示胀痛。

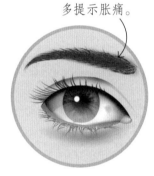

　　雾斑即片状青紫斑，像瘀血凝集成一模糊小片，多属于气滞血瘀证（虫积除外），提示患者有该部位的胀痛症状。如在肝、胆区见此斑，多提示肝气郁结。如果见于女性，可能预示有乳房疾病，如乳腺小叶增生等。

### 蜘蛛网状 哮喘、血管破裂

多提示风痰、血瘀。

　　出现蜘蛛网状血管，提示患者有风痰、血瘀。同时，长期哮喘以及血管破裂、散乱等，也可见此形状。

### 螺旋形状 气滞血瘀

多提示血流不畅。

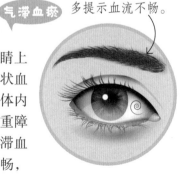

　　如在白睛上见到螺旋形状血管，表示躯体内血液循环严重障碍或者是气滞血瘀、血流不畅，导致血络挣扎延伸。临床往往以疼痛、刺痛、灼痛症状出现。部分癌症患者也常见此形状。

## 白晴充血发红

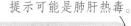

细菌或病毒感染

此症常由细菌、病毒感染所致。若除了两眼发红，还有分泌物异常、发痒、异物感和眼痛等症状，这时应去医院眼科详细检查。另外，在脑出血发生前及癫痫发作前，都会出现白晴充血的症状。如果只是单侧眼的白晴发红，提示可能是用眼疲劳。

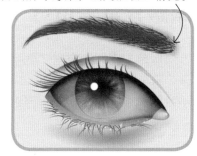

提示细菌或病毒感染，或是脑出血前兆。

## 白晴青蓝

热毒

白晴青蓝指白晴局部青蓝，呈隆起状，且高低不平，多因肺肝热毒或湿热蕴蒸，致气滞血瘀而渐变青蓝；或因巩膜炎、巩膜葡萄肿等导致。若白晴青蓝一片，不红不痛，表面光滑，为色素沉着，乃先天形成。

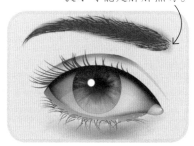

提示可能是肺肝热毒。

## 白晴浅层水肿

脾肾虚弱

白晴浅层水肿，如果伴有眼睑水肿，则多为脾肾虚弱的表现；如果只是眦部水肿，则可能是由睑腺炎引起的。

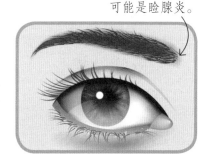

可能是睑腺炎。

## 白晴暗灰色

陈旧性病灶

白晴暗灰色，多为陈旧性病灶，多是肺结核、肝炎、虫积等病痊愈后留下的痕迹。其表现多在巩膜上，巩膜上的血管发生变化后，由于疾病重、时间长、损害大，所以血管变化后不易复原，从而长期留下"烙印"。

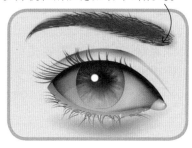

多为慢性病痊愈后留下的痕迹。

# 眼睑异常需留意

　　眼睑，中医上也叫"胞睑"，在眼球前方，分为上眼睑、下眼睑两部分，起着保护眼球的作用。眼睑可能会出现一些异常，这些异常往往预示身体内部的某些病情，不容忽视。以下是不同病态的眼睑。

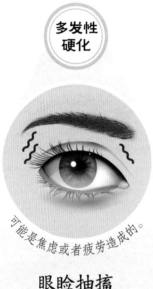

多发性
硬化

可能是焦虑或者疲劳造成的。

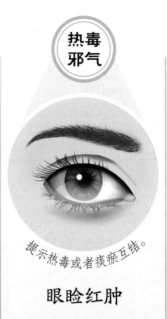

热毒
邪气

提示热毒或者痰瘀互结。

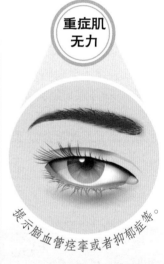

重症肌
无力

提示脑血管痉挛或者抑郁症等。

## 眼睑抽搐

　　眼睑偶尔抽搐几秒钟，不需要紧张，因为大多数眼睑抽搐是由焦虑或疲劳引起的。在很少的情况下，眼睑抽搐可能是一些潜在疾病的信号，如多发性硬化，或另外一些影响面部肌群的神经系统疾病，这需要由医生做出明确诊断。

## 眼睑红肿

　　眼睑，特别是上眼睑近两眦部的皮肤出现红肿、热痛，之后疼痛加剧，甚至肿大、流脓，多由热毒邪气造成；如果眼睑局限性发红，有霰粒状的肿块，而且有疼痛感，多是痰瘀互结导致的。

## 上眼睑下垂

　　上眼睑下垂得很厉害，甚至睁不开眼，原因可分为先天性和后天性两大类：先天性的一般用药无效，只能通过眼肌悬吊手术矫正；后天性的往往由疾病所致，如重症肌无力、抑郁症、脑血管痉挛、眼周围组织肿瘤压迫、维生素$B_1$缺乏症等。

## 🔍 健康的眼睑状态

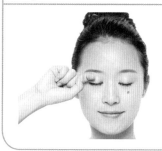

　　正常人的眼睑开合自如，闭眼时，上、下睑缘紧密结合；睁眼时，上睑向上提起，下睑稍微下垂；两眼自然睁开向前平视时，上睑遮盖角膜上缘约2毫米，整个瞳孔区就完全暴露在外，光线就可以进入眼内，保证了正常的视觉功能。

| 风邪侵袭 | 疲劳过度 | 贫血 |
|---|---|---|

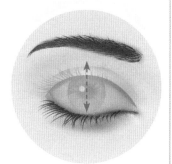

*多见于小儿。*

### 眼睑频眨

　　眼睑频频眨动，不能自主，多见于小儿。中医认为是风邪侵袭或血虚生风所致。现代医学认为是干眼症、眼睑痉挛、多动症、过度劳累等所致。

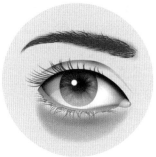

*可能是肾虚。*

### 黑眼圈

　　眼睑出现暗黑色或暗灰色，多是疲劳过度、睡眠不足引起的。

　　偶尔眼圈发黑，只要调节好生活节奏规律，避免过度劳累，黑眼圈就会慢慢变浅、消失。如果长期眼圈发黑，就要去医院检查是不是与肝血不足、脾虚或肾虚有关。

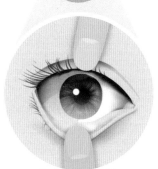

*多是贫血造成的。*

### 眼睑结膜苍白

　　眼睑结膜苍白，多是贫血引起的。

　　下眼睑结膜的情况，自己在家对着镜子就能观察到，方法如下：下眼皮往下扒就能直接看到下眼睑结膜。想要观察上眼睑结膜的情况，最好寻求医生的帮助。

# 视觉异常不可忽略

正常情况下，在我们的视力范围内，物体的颜色和形状应该是清晰明了的，如果出现视物变形、视野缺损、幻视、色盲等症状，则表示视觉出现了异常。视觉异常通常都是由相应的疾病所引起的。

## 幻视

在意识清醒的情况下，出现一些虚幻的形象，即为幻视。大多是由脑部病变而引起的，常见于精神病患者。正常人在极度疲劳、极度恐惧或长期孤独的时候也可能会出现幻视。

## 视物变形

视物变形指看到的物体与实际不符。比如将大的物体看成小的物体，将小的物体看成大的物体，将直线看成曲线，将方看成圆等，有的人还会产生幻觉，把有说成无。出现这种现象的多为中老年人，可能是高血压或动脉粥样硬化的表现，也可能是中心性浆液性脉络膜视网膜病变的表现。

斜视可能伴随复视现象。

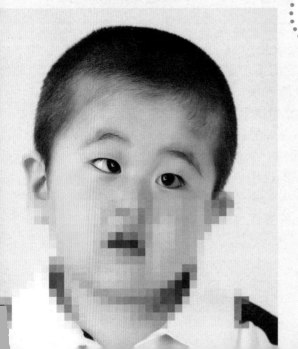

## 斜视

斜视指视线的方向改变，分为内斜（对眼）和外斜。如果是小儿内斜，有一定可能是假性内斜，需经检查后才能确定。如果成人出现内斜，则有可能是高血压的征象。如果双眼球都有内斜现象，则可能是脑出血的先兆。单眼外斜，一般多见于糖尿病患者。双眼外斜，则可能是癌症或一氧化碳中毒的表现。

## 黄视

　　黄视就是看东西的时候模糊发黄，甚至天空在黄视者眼中可能都是黄色的。黄视可能是一氧化碳或药物中毒引起的，肝肾亏虚也会导致黄视，应及时到医院检查。

## 绿视

　　绿视就是看所有的物体都发绿。绿视可能是癫痫的早期信号，也可能是心律失常的患者使用乙胺碘呋酮治疗或用洋地黄类药物过量，或者是因为中毒而出现绿视，但后两种原因导致的绿视会在停药或解毒后自动消失。

## 色盲

　　色盲多是先天性的视觉障碍，表现为分辨不清颜色。一般是视网膜上缺乏负责某种颜色的视锥细胞或负责传递某种颜色的神经发生障碍而导致的。中医认为色盲是肝肾阴虚、精血不能上承的表现。如果不是先天遗传，后天出现色盲或色弱，则多是由于大量服用某种特殊药物而造成的。

## 飞蚊症

　　飞蚊症患者会感到眼前有小黑点或小黑虫飞过，且跟随眼睛转动。若同时伴有视力下降，则可能是玻璃体出现液化、浑浊的表现。中医认为这是肝肾阴虚、肝血不足的表现。

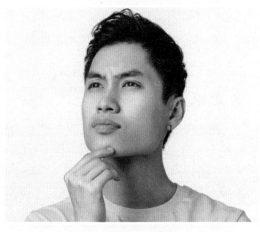

飞蚊症可能由玻璃体液化、浑浊引起。

# 眼部出现问题，不能大意

眼睛不但是人的灵魂之窗，也是人的健康之窗，既是人体获取外界信息较多的器官，又是透露人体内部信息相对较多的器官。透过眼睛可以了解身体的情况，当眼部出现症状时，要引起注意。

| 望诊小贴士 | |
|---|---|
| 眼睛充血—— | 外邪、酒毒、感染 |
| 眼睑水肿—— | 实邪、气虚、睡眠问题 |
| 金鱼眼—— | 甲亢、高血压、血液病 |
| 虹膜炎—— | 风湿邪热 |
| 眼睛干涩—— | 过度用眼、有肝火 |
| 睑腺炎—— | 体内热毒、细菌感染 |

## 眼睛充血

**外邪、酒毒、感染**

眼睛充血可分为结膜充血、睫状充血和混合性充血几种情况，可单眼或双眼发生。中医认为此症状与外感风热、天行时邪、酒毒内蕴等有关。另外，眼睛疲劳、细菌感染也会引起眼睛充血。

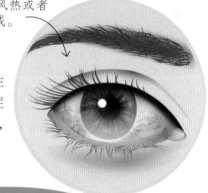

可能是外感风热或者酒毒内蕴造成。

## 眼睑水肿

**实邪、气虚、睡眠问题**

眼睑皮肤是全身皮肤中相对较薄的，皮下组织疏松，很容易发生液体积聚而导致水肿。引起眼睑水肿的原因有很多，根据病因不同将眼睑水肿总体上分为生理性和病理性两种。生理性眼睑水肿大多是夜间睡眠不足、枕头过低或流泪导致。病理性水肿往往是感染或全身性疾病在眼睑局部的表现。中医认为眼睑水肿主要是实邪和气虚导致。

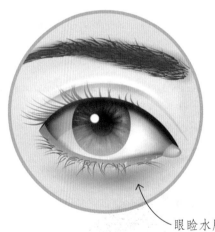

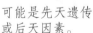

眼睑水肿有时是生理性的。

## 金鱼眼

**甲亢、高血压、血液病**

眼球突起如金鱼眼状就叫作"金鱼眼"。一般的金鱼眼都是先天遗传的，但是也有一些是后天形成的。如果伴随心慌易怒、急躁乏力、甲状腺肿大等症状，则是甲亢的表现。另外，高血压、白血病、血友病等也会出现金鱼眼的现象。

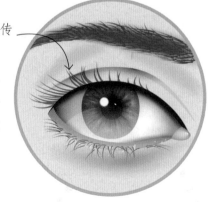

可能是先天遗传或后天因素。

现代医学中，虹膜炎是虹膜组织的炎症反应。

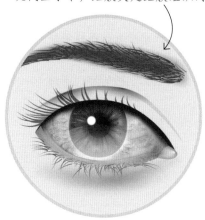

### 虹膜炎

**风湿热邪**

虹膜是瞳孔周围的一圈含有黑色素细胞的环形薄膜。虹膜炎的病因复杂，病情或轻或重，多表现为视力模糊、畏光流泪、白眼球变红等症状。中医认为，本病与风湿热邪或肝胆湿热内蕴有关。

### 眼睛干涩

**过度用眼、有肝火**

在长时间用眼或者天气干燥的情况下，一般会出现眼睛干涩的现象。中医认为，眼睛干涩与肝不好有关系，需要清肝火，或滋肝阴、养肝血。但如果长时间放任不管，那么就有可能导致干眼症。另外，患有干燥综合征也会出现眼睛干涩的情况。

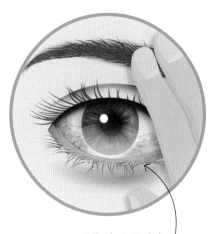

可能是用眼过度。

### 睑腺炎

**体内热毒、细菌感染**

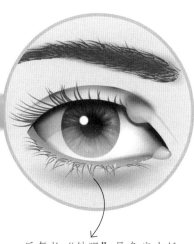

反复长"针眼"是免疫力低的表现。

睑腺炎俗称"针眼"，是指在眼睑边缘出现黄白色脓头，形如麦粒，多因眼睑边缘的脂腺发生了细菌感染而致。如果反复长"针眼"，就必须要注意了。引发"针眼"的细菌并非什么特殊的细菌，它们平时就一直存在，如果易受这些细菌感染而反复长"针眼"，就说明机体的免疫力相对低下。中医认为此病是体内有热毒的外在表现。

### "针眼"千万不能挤

由于"针眼"疼痛难忍，有时候甚至会令人睁不开眼睛，所以有些人得了"针眼"后就想把它挤破。这样做是很危险的，如果用力挤压"针眼"，可能会使含有大量细菌的脓性分泌物通过血液扩散到颅内，引发更严重的感染。

## 🔍 眼睛疲劳的原因

1. 眼睛屈光异常。患有远视、近视、散光的人，看远或看近时眼睛都需要动用很大的调节力，使眼睛过分劳累。

2. 体质及生活因素。缺乏锻炼、营养不良、经常失眠、烟酒过度、不注意用眼卫生等，都会让眼睛感到疲劳。

3. 环境因素。工作或学习场所照明不足可能会造成眼睛紧张和过多使用调节力。

炎症

过敏

肝功能虚弱

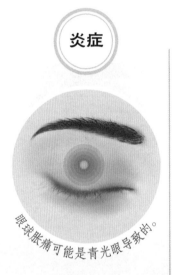

眼球胀痛可能是青光眼导致的。

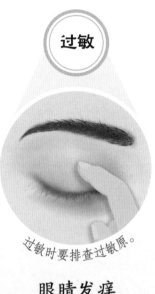

过敏时要排查过敏原。

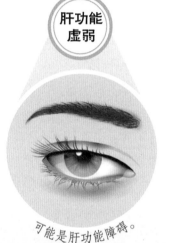

可能是肝功能障碍。

### 眼睛疼痛

眼睛疼痛可能是由很多因素造成的。如果是眼睑疼痛，多是由炎症引起的。如果是眼球疼痛，则需根据疼痛的程度不同来判断具体的病症：干痛、磨痛一般为结膜炎；隐痛、胀痛、剧痛一般为青光眼；酸痛、隐痛、胀痛一般为屈光不正；剧烈刺痛一般为电光性眼炎。

### 眼睛发痒

如果出现了眼睛发痒或灼痛的症状，首先要考虑身体是否出现了过敏。如果确定是过敏，应认真排查过敏原。如果过敏原是在房间内，就要及时清除，并经常保持通风；如果是在房间外，就要远离过敏原，必须接触时要做好防护措施。如果是其他原因导致，要针对病因进行治疗。

### 眼睛疲劳

眼睛疲劳是每个人都可能出现的一种状况。用眼过度或者是不注意姿势和光线，都会出现眼睛疲劳的现象。此外，肝开窍于目，如果眼睛特别容易疲劳，说明肝脏功能比较虚弱。现代医学理论中也提到过，当肝脏出现功能障碍时会引起眼睛疲劳。

# 两眦异常不能小觑

两眦通称"眼角"，包括内眦角和外眦角，是上下眼睑的内外侧接合处。正常人内眦角稍大于外眦角，两眦局部血脉红润、泪窍通畅，而且没有异常的分泌物出现。两眦出现异常，多与疾病有关。

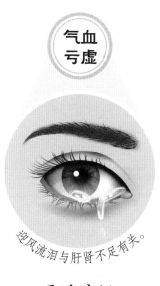

迎风流泪与肝肾不足有关。

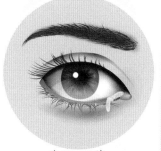

多提示脾热。

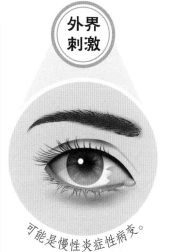

可能是慢性炎症性病变。

## 两眦流泪

有的人会迎风流泪，如果没有发热的感觉，那是因为肝肾不足，风邪引动而流泪；如果两眦部流出热而辣的泪水，伴有眼红肿痛，那可能是因为外感风热毒邪或异物进入眼内所致；如果不停流眼泪，可能是气血亏虚所致，或者由于泪道阻塞，泪液没有顺着鼻泪管流出所致。

## 内眦流脓

内眦部皮肤红肿辣痛、腐败流脓，多是因为外感风热、脾胃蕴热或上火造成的；如果用手指按压内眦部，有脓汁从泪点流出，一般是因为脾经伏热，复感风邪所造成的。

## 翼状胬肉

翼状胬肉，中医称之为"胬肉攀睛"，为睑裂部球结膜与角膜上一种赘生组织，侵犯角膜后日渐增大，甚至会覆盖至瞳孔区而严重影响视力。一般认为它是受外界刺激而引起的一种慢性炎症性病变，单眼或双眼受犯。多见于户外劳动者，可能与风尘、日光、烟雾等长期的慢性刺激有关。

# 眉毛暗藏着身体健康的信号

正常的眉毛浓淡相宜，乌黑光泽。眉毛的状态可作为反映肾气盛衰、气血多少及人体衰老的重要依据。眉毛的浓密与稀疏，不同的个体会有一定差异，但就同一个人来说，在一段时间内出现明显的眉毛脱落或眉毛较以前异常浓密，可能是某些疾病的先兆。

**望诊小贴士**

| | |
|---|---|
| 眉毛细淡、短秃 | ——肾气虚 |
| 眉毛异常浓黑 | ——内分泌失调 |
| 眉毛稀疏、脱落 | ——气血不足 |
| 眉毛稀疏且干枯 | ——肺气虚 |
| 眉毛上翘 | ——膀胱炎 |

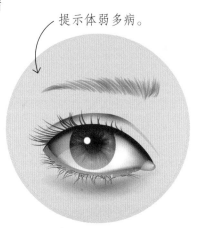

提示体弱多病。

**肾气虚**

## 眉毛细淡、短秃

如果拥有粗长、浓密、润泽、乌黑发亮的眉毛，这说明肾气充足，身强力壮，多能长寿。而如果出现稀疏、短秃、细淡、枯脱、萎黄等眉毛异常情况，说明肾气虚弱、体弱多病。

**内分泌失调**

## 眉毛异常浓黑

明显的眉毛浓黑，伴有头发浓密、全身多毛，部分女性还可见长胡子、向心性肥胖，这种情况可能是肾上腺皮质功能亢进，应到内分泌科就医。

肾上腺皮质功能亢进。

常伴有疲乏、怕冷等症状。

**气血不足**

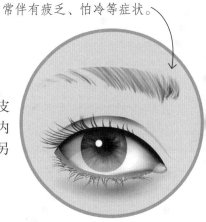

## 眉毛稀疏、脱落

眉毛淡疏易落者气血不足，平时会有胸闷气短、皮肤粗糙等问题；眉毛外侧 1/3 处脱落明显者，可能是内分泌失调、甲状腺功能减退、脑垂体前叶功能减退。另外，肾虚也会引起眉毛稀疏、脱落的情况。

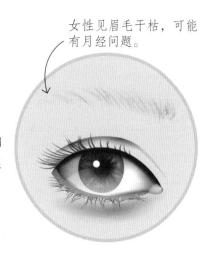

女性见眉毛干枯，可能有月经问题。

**肺气虚**

## 眉毛稀疏且干枯

眉毛稀疏而且干枯说明肺气不足，多见咳嗽、气短，有时可见胸闷。眉毛末梢直而干燥者，如果是女性可有月经不正常，是男性则多患神经系统疾病。

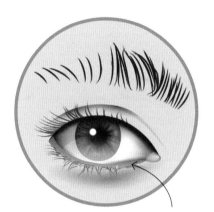

**膀胱炎**

## 眉毛上翘

此处的眉毛上翘，不是指眉毛的整体形状，而是毛发本身出现了上翘。眉毛上翘是膀胱炎的征兆。膀胱是人体内部负责排尿的器官，出现问题之后，尿液中的毒素无法及时排除体外，将会集聚在体内，所以眉毛上翘还提示可能身体内部毒素过多。

也提示体内毒素积聚过多。

## 其他异常眉毛及主病

| 异常眉毛 | 主病或症因 |
| --- | --- |
| 眉部皮肤肥厚，眉毛特别稀疏和脱落 | 疠风（麻风病） |
| 两眉颜色发红 | 烦热 |
| 眉毛下垂 | 面神经麻痹 |
| 眉毛冲竖 | 病情危急 |

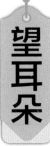

# 望耳朵

## 观耳知健康，先看耳郭色泽

　　健康的耳郭色泽应该是微黄而红润的，如果其色泽发生改变，则可能是某种疾病的征象。

| 望诊小贴士 |
| --- |
| 耳郭色白——寒证、虚证 |
| 耳郭青黑——肾脏问题 |
| 耳郭发黄——黄疸 |
| 耳黄且伴耳肿痛——风或湿入肾 |
| 耳郭红赤——热证 |

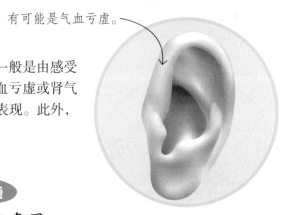

有可能是气血亏虚。

### 【寒证、虚证】耳郭色白

　　耳郭色白是寒证、虚证的表现，一般是由感受风寒，寒邪入里引起的，也可能是气血亏虚或肾气虚衰引起的。耳厚而白是气虚有痰的表现。此外，贫血患者也会出现耳郭色白的现象。

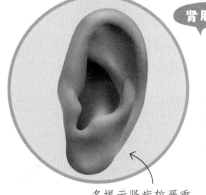

### 【肾脏问题】耳郭青黑

　　耳郭青黑常见于身有剧痛患者，是因肾水不足或肾水寒极生火；耳郭纯黑为肾气将绝，也见于肾病实证；耳郭浅黑为肾病虚证；耳轮干枯、焦黑，多为肾精亏极的象征，可见于湿病后期、肾阴久耗及糖尿病；耳垂青色，为房事过多的表现。

多提示肾病较严重。

### 耳的组成

　　耳包括内耳、中耳和外耳，耳郭是外耳的一部分。我们通常所说的"耳朵"指的就是耳郭这一部分，观察耳部，主要看的也是耳郭。耳郭是人体体表外窍中的重要部分，是反映人体信息较为丰富的部位。

### 【黄疸】耳郭发黄

黄疸患者尿液一般也偏黄。

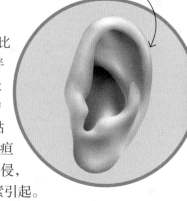

　　耳郭黄色过盛，色泽比较鲜明，多是患黄疸，常伴有舌苔黄腻，眼睛、肌肤俱见黄色。黄疸是血清中胆红素升高，导致皮肤、黏膜和巩膜发黄的现象。黄疸可由湿热、疫毒、寒湿入侵，酒食不节，积聚不愈等因素引起。

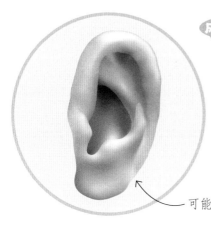

**风或湿入肾**

## 耳黄且伴耳肿痛

耳黄且伴耳肿痛，多为风入肾脏；若忽然发热、恶寒，脊强脊急如痉[1]状，有类似伤寒的发热性疾患，为湿热下结于肾；微黄色表明疾病将愈；浅黄色为胃气尚存，也见于湿邪中阻。

— 可能是风或湿热入肾脏。

**热证**

提示热证、炎症或麻疹。

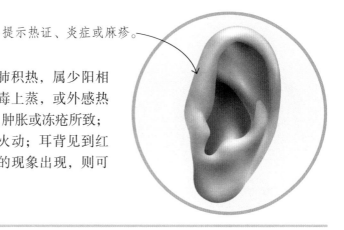

## 耳郭红赤

耳郭红赤，多为上焦心肺积热，属少阳相火上攻，或为肝胆湿热、火毒上蒸，或外感热毒所致；也可能是因中耳炎、肿胀或冻疮所致；久病耳郭微红者，多为阴虚火动；耳背见到红色脉络，同时伴有耳根发凉的现象出现，则可能是麻疹的前兆。

## 其他耳郭异常颜色及主病

| 耳郭异常颜色 | 主病或病因 |
| --- | --- |
| 耳垂经常潮红 | 气血两虚、体质较弱 |
| 耳垂变为紫红色，由肿胀发展为溃疡 | 体内糖过剩，提示易患糖尿病 |
| 耳郭上产生白色的糠皮样皮肤脱屑，擦之不易除去 | 常见于各种皮肤病 |
| 耳垂薄，呈咖啡色 | 肾病或糖尿病 |
| 耳轮焦黑、干枯 | 肾精亏极 |
| 耳垂色青 | 性生活过多 |

---

[1] 痉，即痉病，中医病名，是以颈背强急、四肢抽搐，甚则角弓反张为主要特征的急性病。

# 耳郭形态，透露的疾病信号

正常的耳郭是肉厚而润泽的，没有任何突起物和斑点，耳轮光滑平整，耳垂丰满，血管隐而不见，两耳对称，大小相等。如果耳郭出现了其他的异常变化，多半是疾病的征象。通过耳郭的形态所表现出来的疾病主要有以下几种情况。

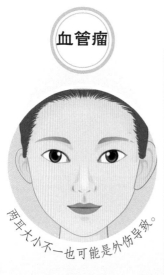

血管瘤

两耳大小不一也可能是外伤导致。

### 单侧耳大

如果只有一只耳朵大，另一只耳朵正常，可能是疾病的表现。如果出现耳郭肥厚长有肿块，并且表面粗糙、颜色暗红，有发热的现象，那就表示可能有耳毛细血管瘤或海绵状血管瘤的存在，不可忽视。

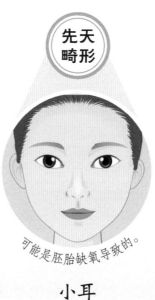

先天畸形

可能是胚胎缺氧导致的。

### 小耳

小耳一般是先天畸形所造成的。小耳的人耳朵比正常人小很多，甚至只有一个肉疙瘩的突起。多单耳为小耳，一般不会影响听力。但如果双耳都是小耳，就会造成听力障碍。女性在怀孕时受到病毒的感染，或服用了某种药物，还有胚胎缺氧以及近亲结婚等，都可造成孩子先天性小耳。

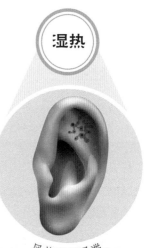

湿热

风热湿邪浸滞。

### 旋耳疮

耳郭的周围肤色潮红、糜烂，并有灼热、瘙痒、疼痛的感觉，这就是旋耳疮。如果症状较轻或仅局部较重，一般都是风热湿邪浸滞引起的；如果病程长，且反复发作，则多是脾虚血少引起的，属于慢性病。

## 如何预防耳疔

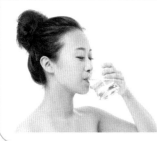

1. 多饮水，多吃蔬菜水果，保持大便通畅。

2. 注意耳部卫生，戒除挖耳习惯。

3. 避免污水入耳。游泳前可用涂有凡士林的棉球堵塞于外耳道口，以防污水入耳。如有水灌入，应保持外耳道口朝下，单足跳跃，使耳内积水倒出，以免污水浸渍而致病。

**体内 有火**

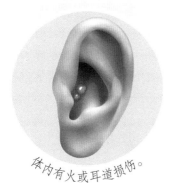

*体内有火或耳道损伤。*

## 耳痔、耳疔和耳疮

**耳痔：** 耳内长出来的形如樱桃或羊奶头的小肉团就叫作"耳痔"。一般是由肝、肾、胃三经湿火结聚而成。

**耳疔：** 呈局限性红肿，触之疼痛的为耳疔，即外耳道疖肿。耳疔一般是由于挖耳不慎，损伤耳道引起的。

**耳疮：** 呈弥漫性红肿热痛的为耳疮。耳疮一般是由于上火引起的。

**心脑血管 疾病**

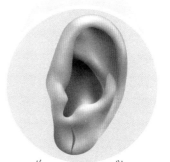

*也可能是动脉硬化。*

## 耳垂上的皱纹

耳垂上的皱纹与心脑血管的健康有关。如果耳垂上出现一条向下垂直走向的明显皱纹，提示易患心脑血管疾病，这样的人在 40 岁以后，应避免激动和过度劳累，而且要忌酒；如果耳垂上出现一条自前上至后下的明显的斜线纹，可能是冠心病的信号，这种斜纹可能出现在单耳垂，也可能出现在双耳垂，后者更严重。此外，耳垂上的皱纹还与动脉硬化有关。有关数据表明，大多数动脉硬化患者的耳垂上都有一条皱纹。

# 听觉变化，也能判断疾病

　　耳鸣是指人们在没有任何外界刺激的条件下所产生的异常声音感觉，并且持续一段时间，如感觉耳内有蝉鸣声、嗡嗡声、嘶嘶声等单调或混杂的响声。

　　耳聋是听觉系统的传音或感音功能异常所致的听觉障碍或听力减退的现象，其中，程度较轻的耳聋也可称"重听"。

## 神经衰弱性耳鸣

**神经衰弱**

　　神经衰弱性耳鸣患者往往有失眠多梦、头昏脑涨等症状。在夜深人静的时候，患者可以听到外界并不存在而由自己耳内发出的响声，或强或弱，或远或近，或有或无，或起或停。

　　有人担心神经衰弱性耳鸣发展下去便是耳聋，这种担心是多余的。神经衰弱患者出现的耳鸣只是一种功能性症状，其听觉器官并没有发生器质性病理改变，所以不会发生耳聋。随着神经衰弱的减轻或痊愈，耳鸣也会随之消失。

## 幻听

**神经系统失调**

　　幻听是指周围无人讲话却听到讲话声。迷信的人认为遇到了"鬼神"。其实，幻听和幻视一样，都是一种虚幻的知觉，即无客观事物作用于感官时出现的知觉体验，是大脑功能紊乱和神经系统失调引起的。幻听是精神病患者的常见症状，但正常人在极度疲劳、极度恐惧、极度饥饿、长期孤独、服用特定药物等情况下，可能也会产生幻听。

## 药物中毒性耳鸣、耳聋

**药物中毒**

　　药物中毒性耳鸣、耳聋是因为服用某种药物或接触某些化学试剂而引起的，如奎宁、庆大霉素、链霉素等，其症状以耳鸣为主，小部分患者甚至完全丧失听力。有些药物停药后，耳鸣会有好转，多不影响听力。有些药物若不及时停药，耳鸣会发展成耳聋，并难以恢复，因为相应的药物会直接损害内耳的感觉神经细胞，而人体的神经细胞一旦死亡就很难再生。对于药物中毒性耳鸣、耳聋，要做到积极防范、及时发现和及早诊断。

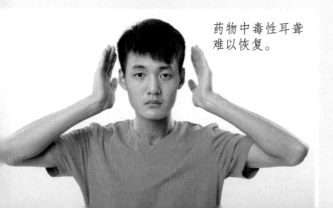

药物中毒性耳聋难以恢复。

内耳
受损

## 突发性耳聋

突发性耳聋，是指 72 小时内突然发生的、原因不明的听力下降。突发性耳聋多见于中年人。患者除了有不同程度的听力下降外，常伴有耳鸣、耳闷胀感、眩晕等不适症状。突发性耳聋主要有以下几种诱因。

**病毒感染：** 由病毒感染引起的耳蜗、脑膜、听神经病变，可引起听神经受损致听力下降。

**内耳血液循环障碍：** 内耳的血管和脑血管一样受自主神经支配，各种影响神经血管调节功能的因素，如劳累过度、情绪剧烈波动、内分泌失调、过敏、气候骤变、吸烟、饮酒、感染、发热等，都会导致内耳血管痉挛、水肿、出血及血栓形成，使内耳组织水肿、缺氧、内耳末梢神经受损而引起耳聋。

**耳部疾病：** 梅尼埃病等耳部病变患者也可出现突发性的听力下降。

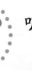

衰老

## 听力下降

听力下降多见于老年人，这是衰老导致的正常生理现象。一般在50~60岁能感觉到听力下降。老年人听力减退，宜佩戴助听器，否则会使听觉中枢处于相对抑制状态，最终导致耳聋。另外，当患高脂血症、动脉硬化、糖尿病、肝硬化、肾功能障碍等疾病时，往往伴有听觉障碍，这可能是由于内耳血液供应受影响所致。

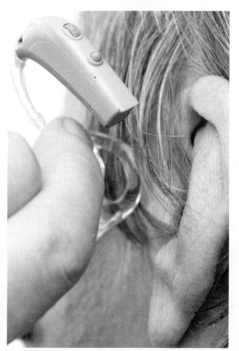

老年人听力减退时要及时佩戴助听器。

# 耳郭阳性反应物

阳性反应物是指耳郭皮肤上出现的色泽、形态改变，包括隆起、凹陷、水肿、压痕、条索、软骨增生等。通过观察它们的特点以及出现的位置，可以判断疾病的轻重缓急以及疾病的性质等。

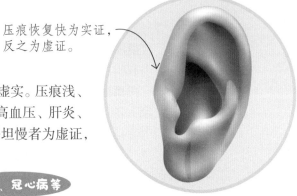

**实证或虚证**

压痕恢复快为实证，反之为虚证。

## 耳郭上有压痕

耳郭上的压痕可以反映病症的虚实。压痕浅、色红、恢复平坦快者为实证，提示高血压、肝炎、胃炎等疾病；压痕深、色白、恢复平坦慢者为虚证，提示贫血、水肿、肾虚等疾病。

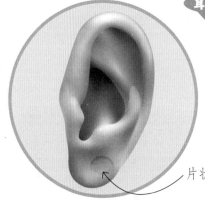

**耳鸣、冠心病等**

## 耳郭上有凹陷

耳郭上的凹陷分为三种情况：点状凹陷、片状凹陷和线状凹陷。点状凹陷一般提示患有龋齿、散光、鼓膜内陷、耳鸣等疾病；片状凹陷一般提示患有慢性结肠炎、十二指肠溃疡等疾病；线状凹陷一般提示患有耳鸣、冠心病等疾病。

片状凹陷提示肠道疾病。

根据隆起情况进行诊断。

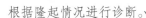

## 其他耳郭隆起的情况

如果耳郭有结节状的隆起，且呈点片状的灰暗色，则可能是肿瘤的表现；如果是点状、片状的结合，即中央是点而外缘呈片，点白而片红者为慢性病的表现，点红而片白者为慢性病急性发作的表现。

**肝胆疾病、妇科疾病**

## 耳郭上有隆起

耳郭上出现的隆起有四种情况：点状隆起、片状隆起、条片状隆起和结节状隆起。出现单个点状隆起一般提示头痛、气管炎；片状隆起则多提示胃部疾患或肝部疾患；条片状隆起可能是患有便秘、慢性胆囊炎、盆腔炎、肝硬化等疾病；结节状隆起一般提示子宫肌瘤和乳腺纤维瘤。

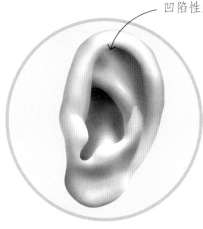

凹陷性水肿可能是肾部疾病。

心、肾、内分泌问题

## 耳郭水肿

耳郭的水肿分为两种情况：凹陷性水肿和周围性水肿伴水纹波动感。凹陷性水肿一般提示慢性胃炎、腹水、慢性肾炎等疾病。周围性水肿伴水纹波动感，多提示冠心病、心律不齐、功能性子宫出血、糖尿病。

过敏、皮炎等问题

## 耳郭上有丘疹

丘疹为高出皮肤的局限性突起，形状、颜色各不相同。若丘疹呈白色的点状，一般是胆囊结石、支气管炎以及腹泻等疾病的征象；丘疹呈暗褐色，一般是神经性皮炎的表现；丘疹呈米字样排列，可能是心律不齐的表现。

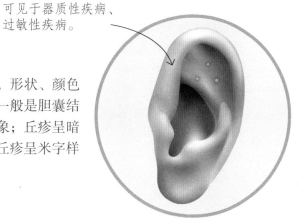

可见于器质性疾病、过敏性疾病。

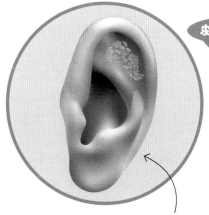

皮肤病、慢性病

## 耳郭上有脱屑、条索

耳郭的皮肤出现一种不易擦去的糠皮样或鳞状的白色粉末即为脱屑，可能是皮肤病、内分泌失调等疾病的表现；耳郭有条索提示可能有关节疼痛；耳郭有软骨增生，多见于神经衰弱者。

耳郭脱屑不易擦去可能是皮肤病。

# 耳道出现问题，一点也不能大意

　　提到耳道，与之密切相关的就是耵聍，俗称"耳屎""耳垢"。耵聍富含油脂，可以滋润耳道皮肤上的细毛，这些细毛能阻挡由外界吹进来的尘埃颗粒。正常的耵聍不是废物，对保护听觉器官有一定的作用。以下是耳道及其分泌物异常时反映的疾病状况。

**感染真菌**

## 外耳道瘙痒提防真菌感染

　　外耳道在正常情况下不痛不痒，少许耵聍分泌物随人体活动自然脱落出来。但有的人经常会感到外耳道瘙痒。外耳道瘙痒可能是感染上了真菌，应及早去医院就医，而不要自己用工具掏弄，以防造成外耳道损伤，并发外耳道炎及耳疖等症。

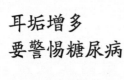

**糖尿病**

## 耳垢增多
## 要警惕糖尿病

　　耳朵经常发痒，耳垢明显增多，如果有糖尿病家族史的人出现这些情况，要警惕是否患有糖尿病。因为糖尿病患者的耵聍腺及皮脂腺分泌旺盛，容易形成较多的耳垢，从临床看，形成的数量常与病情的严重程度成正比。肥胖或肚子大腿细的人，在出现耳朵的不适后也要考虑到是不是糖尿病导致的，应及早去医院做检查。

**血脂高**

## 湿性耳垢血脂较高

　　耳垢通常有两种：一种又湿又厚，另一种又干又薄。湿性耳垢即人们所说的"油耳"，又名"湿型耵聍""湿耳朵""软耵聍""油状耵聍"等。一般来说，湿性耳垢的人，其体内血脂水平要高于干性耳垢的人，所以他们的动脉粥样硬化发生率比后者高些。

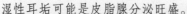

湿性耳垢可能是皮脂腺分泌旺盛。

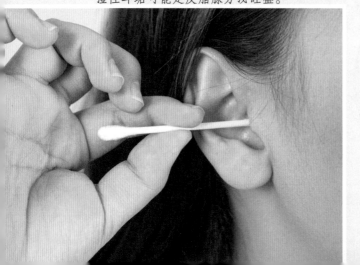

## 耳道流脓可能是外耳道炎

耳道流脓常见于外耳道炎，或者是急慢性化脓性中耳炎、耳疔等耳部疾病。外耳道炎是一种感染性疾病，病因除了病原体的直接侵袭，还与其他多种因素相关，比如外耳道皮肤外伤、耳道积水，处于炎热潮湿的环境以及患者免疫力低下等，都可能诱发外耳道炎。预防外耳道疾病，平时应养成良好的生活卫生习惯，如不掏挖耳朵，保持外耳道干燥洁净等。

## 耳朵流血的原因

中医认为耳朵流血为火旺上扰，迫血妄行而致，但又有虚实之分。两者在症状发作的缓急程度、全身表现、耳窍局部肿痛与否和出血量多少等方面有所不同。现代医学认为，耳内流血兼有黄脓，很有可能是急性化脓性中耳炎，是细菌进入鼓室引起的鼓室黏膜炎症，与急性上呼吸道感染、急性传染病，或在污水中游泳，擤鼻涕用力过大或鼻腔治疗之后细菌进入等因素有关。

## 耳道发堵的原因

耳道发堵，即耳朵有憋闷和堵塞的感觉。这一症状与某些疾病有着一定的关系。比如，当人感冒的时候，细菌侵犯了耳的相关部位，耳道就会有被堵塞的感觉；中耳炎病症也会造成耳道发堵。此外，耵聍积聚时也会堵塞耳道，听力会受到影响。

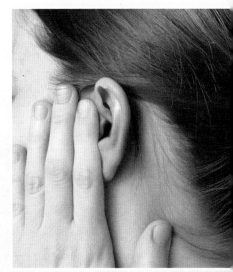

耳道憋闷与内在疾病因素或外界压力有关，需注意辨别。

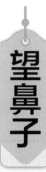

# 望鼻子

## 呼气有异味需重视

鼻子是五官最突出的器官，也是人体呼吸的重要通道，如果从鼻中呼出的气体有异味，通常是下列疾病的信号。

**恶性肿瘤**

### 癌臭味

呼吸的时候闻到一种特殊的癌臭味，并伴有渐进性鼻塞、鼻涕带血，可能是患有鼻腔癌。鼻腔及鼻窦恶性肿瘤发病率占耳鼻喉恶性肿瘤 20% 左右，中老年人多发。依其侵犯部位不同，可出现眼眶、额头、鼻、面颊和牙压迫性疼痛。

**萎缩性鼻炎**

### 呼气恶臭

呼气的时候有恶臭感，并伴有鼻及鼻咽部干燥感、鼻塞、鼻出血、鼻内脓痂多、嗅觉障碍、头痛、头昏等，可能是患有萎缩性鼻炎。萎缩性鼻炎又称"臭鼻症"，是一种发展缓慢的鼻腔萎缩性炎症，其特征为鼻腔黏膜、骨膜和骨质发生萎缩，多始于青春期，女性较男性多见，病因目前仍然不明。

**恶性肉芽肿**

### 日益加重的鼻臭

闻到日益加重的鼻臭，并伴有鼻塞、流水样鼻涕或涕中带血，有可能是患有恶性肉芽肿。恶性肉芽肿又称"坏死性肉芽肿"，多发生在鼻部，病变特点为不断发展的肉芽增殖性溃疡。早期可见上述表现，其后溃疡扩展，鼻中隔破损，鼻涕呈脓血状，恶臭；晚期向内脏、皮肤、淋巴结转移。该病较少见，应争取早诊断、早治疗。

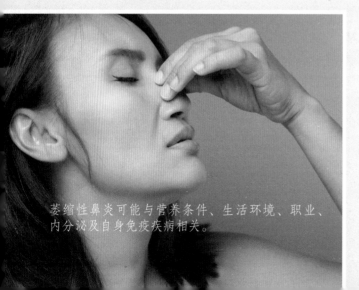

萎缩性鼻炎可能与营养条件、生活环境、职业、内分泌及自身免疫疾病相关。

# 嗅觉异常，有可能是颅内肿瘤的征兆

一般情况下，当人体内部出现不适或者疾病时，可能会连带嗅觉功能受损，出现嗅觉障碍、嗅觉减弱甚至嗅觉退化。部分不适和疾病经治疗好转后，嗅觉随之恢复正常。嗅觉异常还有其他情况，比如嗅觉敏感和幻嗅，出现幻嗅要及时就医检查。

鼻部疾病

## 嗅觉减退

一些鼻腔疾病会引起嗅觉下降及丧失，如急慢性鼻窦炎、高位的鼻中隔偏曲、鼻腔血管瘤及其他鼻腔肿瘤等。经治疗后，有些人嗅觉还可以恢复到患病以前；有些情况严重的，嗅神经受到损伤，也可能永久地丧失嗅觉。

神经官能症

## 嗅觉过敏受精神状态影响

对气味特别敏感，这种情况在医学上叫作"嗅觉过敏"。嗅觉过敏通常被认为是一种受精神状态影响的症状，是神经官能症的表现。嗅觉过敏一般为暂时性的，往往是较长时间的鼻腔堵塞性疾病导致的，当鼻腔堵塞解除后患者会感觉到嗅觉过敏。女性处于妊娠期、月经期以及更年期，可能因为体内激素水平改变而出现嗅觉敏感性增强现象。

脑部肿瘤

## 幻嗅，要小心脑部肿瘤

幻嗅，是指一个人嗅到了一种实际上并不存在的气味，而且往往是一些令人恶心的怪气味，如烧橡胶味、臭鸡蛋味等。

为什么会出现幻嗅呢？这是大脑颞叶海马旁回发生病变所致。尤其是脑部肿瘤生长时，会对位于海马旁回的嗅觉中枢产生影响和干扰。因此，一个人如果发生了幻嗅，考虑可能是脑内肿瘤，应及时到医院进行相关检查和诊断。

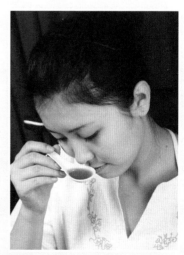
发现幻嗅应及时就医。

# 通过鼻色，了解身体健康状况

鼻部色诊即根据鼻部不同部位的色泽变化来诊断疾病。鼻部色诊在疾病的诊断中非常重要，正常情况下鼻子颜色明亮、红润，如果出现异常颜色，如鼻色晦暗、赤红、青紫等，可能是某些疾病悄悄藏在体内了，这时就得十分留意，可以通过望诊的方法及早预知，及时治疗，尽早恢复健康。

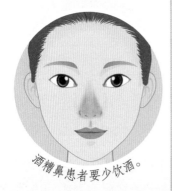

脾肺有热

酒糟鼻患者要少饮酒。

## 鼻头发红

有一些人的鼻头是红色的，这是脾肺有热的表现。如果鼻头出现紫红色，并可以见到毛细血管网，那就是酒糟鼻了。这种病与细菌及毛囊虫感染、长期饮酒、喜欢吃辛辣食物、高温及寒冷刺激、情绪激动及精神紧张、胃肠道功能失调、内分泌功能障碍等多种因素综合作用有关。

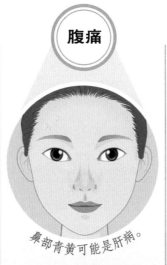

腹痛

鼻部青黄可能是肝病。

## 鼻头发青

鼻头颜色发青，可能与腹痛有关；如果鼻部青黄，面色晦暗，大多提示有肝病；如果鼻尖青黄色，可能患有淋病，一定要注意；如果孩子鼻部青黑，说明病情较重，或者会有寒性剧烈疼痛，要注意他的反应，采取相应的措施，尽量减少其疼痛。

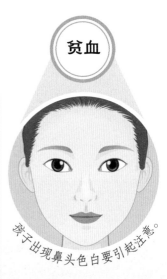

贫血

孩子出现鼻头色白要引起注意。

## 鼻子苍白

鼻子苍白，很多时候是因为贫血导致的气虚血少。如果孩子出现鼻头色白，可能是脾虚泄泻，乳食不化，父母要多注意；若女性鼻尖色白而有白色粟粒小突起，常有经期延后，经色淡而量少；如果鼻头色白如枯骨，说明肺有问题，属于严重症状，如果鼻色白而微润，说明情况还算良好。

## 酒糟鼻不要用手挤

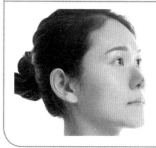

酒糟鼻分为红斑期、丘疹脓包期和鼻赘期三个时期。对于不同的时期，要采取不同的治疗方法，如红斑期以控制饮食为主；丘疹脓包期要配以药物治疗；等到了鼻赘期就只能通过手术进行矫正了。切记，无论处于哪个时期，都不要用手挤或用针挑，以防感染。

---

**生殖系统问题**

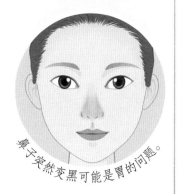

鼻子突然变黑可能是胃的问题。

### 鼻子发黑

如果没有太阳暴晒等外界因素，鼻子突然变得很黑，可能是胃出了问题；女性鼻子出现黑色，多数情况下提示膀胱、子宫疾病，如果黑色向下延伸到人中，提示患伤中（脾胃受损）、淋病等病症；男性鼻子出现黑色，并向下延伸到人中处，大多数提示阴茎、睾丸疼痛；如果病拖得太久，而鼻子又很黑，说明病情严重。

---

**脾病或肝病**

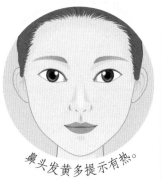

鼻头发黄多提示有热。

### 鼻子发黄

整个鼻部或者鼻头呈黄色，说明体内有湿热，也可能是胸中有寒气、小便不通畅；鼻头色黄、干燥枯槁，则是脾火过旺，津液干枯，说明脾病已经非常严重了；如果鼻部色黄的同时，面目俱黄，则是黄疸，可能是急性黄疸型肝炎。

---

**心脏问题**

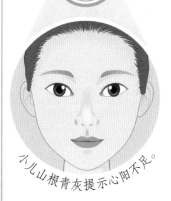

小儿山根青灰提示心阳不足。

### 山根色诊

山根，又称"下极"，位于鼻根部，两目内眦之间。山根的色泽变化能反映心气的存亡。通过临床观察发现，很多的心脏病患者山根部均显现白色，心阳虚者尤甚；心血淤阻轻者，山根呈现青色，重则山根紫暗。在儿科临床中，山根色诊显得更为重要，如小儿山根青灰表示心阳不足。

# 鼻部的异常与疾病

　　肺开窍于鼻，在《望诊遵经》中就有"鼻者，形之始也……五脏六腑，无不毕达……分其部位，则脏腑六部之提纲是已"的说法，可见鼻与五脏六腑之间的关系都很密切。通过观察鼻部的状态及功能等变化，可以预知内脏的健康状态。

鼻炎或外伤

## 鼻黏膜肿胀多见鼻炎

　　鼻黏膜肿胀是由于鼻腔内炎症刺激鼻黏膜而引发的肿胀。中医认为此症状多是外感风热、肺经蕴热、脾胃湿热、肺脾气虚、气滞血瘀等原因引起的。现代医学认为此症状多与鼻炎、外伤、过敏反应等因素相关。

呼吸系统问题

## 鼻翼翕动是呼吸困难

　　鼻尖两侧呈弧形隆起的部分即为鼻翼。当人为了增大气体的吸入量而用力张大鼻前孔的时候，就会出现鼻翼随着呼吸而翕动的现象。鼻翼翕动是呼吸困难的一种表现。中医认为，鼻翼翕动通常见于肺脏热邪亢盛，也可见于肺脏和肾脏的精气衰竭。现代医学认为，鼻翼翕动多是由肺炎、支气管炎、哮喘或感冒等疾病所引起的。

过敏性鼻炎

## 打喷嚏可能是过敏性鼻炎

　　打喷嚏其实是鼻黏膜或者鼻咽部受到外界刺激而产生的一种防御性呼吸反射，其与咳嗽一样，均是人体的一种自发保护性反射动作。但若是出现阵发性打喷嚏可能是患有过敏性鼻炎。另外，患花粉症也会出现打喷嚏的症状。

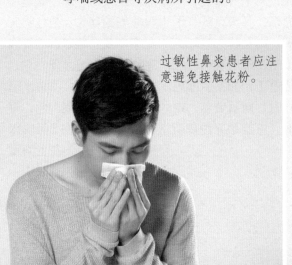

过敏性鼻炎患者应注意避免接触花粉。

鼻疽

## 鼻柱麻木疼痛多是鼻疽

　　鼻疽属于人畜共患病，其病原体是革兰氏阴性菌，主要使马、驴、骡等牲畜得病。人对鼻疽十分易感，主要是接触感染动物致病的。本病的特征是鼻柱麻木疼痛，在鼻腔、喉头、气管黏膜或皮肤形成特异的鼻疽结节、溃疡或瘢痕，在肺脏、淋巴结或其他实质性器官产生鼻疽结节，可通过病原学及血清学方法进行诊断。

肺热

## 鼻翼红肿、鼻孔内疼痛是鼻疖

　　鼻疖以鼻前孔附近皮肤红肿、糜烂、结痂、灼痒为主要症状，又名"鼻疮"。本病多由肺经素有蕴热，复受风热邪毒，或因饮食不节，脾胃失调，湿热郁蒸而成。急性者自觉鼻孔灼热疼痛，鼻孔皮肤红肿，尤以外侧为主，可覆有干痂，触摸会很痛；慢性者鼻孔干痒热痛，局部皮肤粗糙开裂，鼻毛脱落或有干痂，会反复发作。

疾病
引起

## 经常鼻出血，要提高警惕

　　鼻黏膜下面分布着很多微细血管，这些血管都很敏感、脆弱，受到外界刺激时很容易破裂且出现流鼻血的现象。引起鼻出血的原因有很多，比如外伤、鼻部疾病或全身性疾病等。

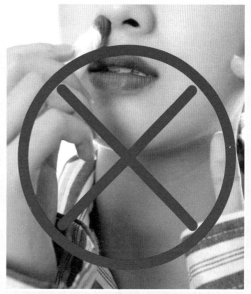

鼻出血时一定不要仰头，也不要塞卫生纸。

# 引起鼻塞的多种原因

　　鼻腔的任何部位出现机械性的阻塞或者是鼻黏膜的生理功能发生变化，都会使气流的进出受到阻碍，出现鼻塞。当鼻塞严重，且出现头痛、流鼻血等不适时，可能患上了其他疾病，要引起注意。

## 鼻窦炎

　　鼻窦炎，中医称为"鼻渊"，是以鼻流浊涕，如泉下渗，量多不止为主要特征的鼻病，常伴头痛、鼻塞、嗅觉减退。鼻窦区疼痛，久则虚眩不已，是鼻科常见病、多发病之一。鼻窦炎会引起鼻塞，并使鼻黏膜分泌出大量的黏稠物质。

## 感冒

　　鼻塞是感冒早期的主要症状之一，一般还同时伴有打喷嚏、咽喉肿痛、发热等现象。感冒所引起的鼻塞通常是双侧鼻腔交替出现的，并且过一段时间就可痊愈。

## 鼻中隔偏曲

　　鼻中隔偏曲是指鼻中隔偏离正中的垂直线而向一侧或两侧歪斜，导致一侧鼻孔大，一侧鼻孔小，可引起鼻功能障碍，出现鼻塞的现象，一般还会伴有头痛、鼻出血等症状。这种鼻塞多是单侧出现，但也有双侧鼻塞的情况出现。鼻中隔偏曲多是先天性，外伤也可导致。

## 过敏性鼻炎

　　过敏性鼻炎与感冒的症状很像，所以很多人都将其混为一谈。其实两者是有区别的。过敏性鼻炎除了鼻塞，还伴有流鼻涕、打喷嚏、鼻痒和嗅觉消失等症状。在实际生活中要注意区分，对症治疗。

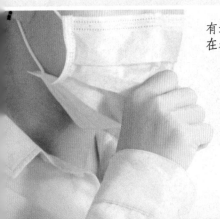

有过敏性鼻炎的患者在春天注意戴口罩。

## 鼻肿瘤

鼻腔内长肿瘤也会导致鼻塞，由鼻瘤引起的鼻塞一般发生在单侧鼻腔，且鼻塞位置不固定。

## 腺样体增生

腺样体也叫"咽扁桃体"或"增殖体"，位于鼻咽顶与后壁交界处的淋巴组织。急慢性鼻炎、扁桃体炎等，会使腺样体发生病理性增生，而这会导致鼻塞，阻碍鼻腔引流，加重鼻炎；鼻炎、鼻窦炎分泌物又会刺激腺样体使之继续增生，形成互为因果的恶性循环。

## 鼻息肉

鼻息肉又称"鼻痔"，是指以鼻塞日久，鼻窍内见有表面光滑、触之柔软而不痛的赘生物为主要表现的鼻部疾病。其状若葡萄，光滑柔软，带蒂而可活动。鼻腔内出现息肉可引起鼻腔阻塞。随着息肉的长大，鼻塞也会越来越严重。

## 正气虚弱

中医认为鼻塞的出现一般是正气虚弱，邪气乘虚而入，致肺卫不固，脾肺功能失调，或邪毒久留，气滞血瘀所致。

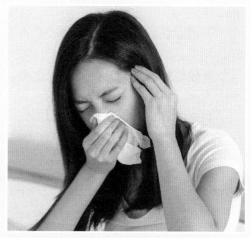

出现鼻塞一定要分辨病因，对症调理。

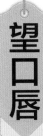

**望口唇**

# 口唇颜色异常，小心疾病缠身

　　唇色望诊，是观察唇部的色泽变化，来判断人体内脏的生理、病理变化，以了解人体所患病症的诊断方法。正常人的唇色红润、明亮，若唇色发生变化则为病色。

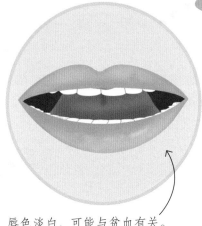

**气血不足**

## 唇色淡白

　　唇色淡白，多见于气血不足，是由脾不健运，化生无权，气血亏虚所致。相当于现代医学的各类贫血。

　　唇色淡白兼有心悸、失眠、食少、乏力等症，为心脾两虚，血不养心所致，常见于神经衰弱、自主神经紊乱和心脏病。

　　唇色淡白兼有畏寒肢冷、腰膝酸软等症，则属于虚寒证，多因脾肾阳虚，不得温煦所致。常见于腰痛、遗尿、阳痿、久泻久痢等症。

唇色淡白，可能与贫血有关。

**体热**

## 唇色发红

　　唇色发红多数为热证，但有虚实的不同，一般常见以下几种唇色。

　　**唇色如胭脂红：**此色是实证，多因脏腑久受湿热，蕴郁不解所致。若兼紫色，略见鲜明者，乃寒热交杂之蛔虫病。

　　**下唇深红：**红而晦暗无华，是虚证的表现，多属脾虚运化无力，症见食少神倦、四肢困乏等。

　　**唇色红如血染：**唇外侧红如血染，内侧反而淡白无华，是虚证的表现，此为脾胃虚寒。

　　**唇色干红：**此色是实证，多因血热之故，症见热气上冲、眩晕、烦躁或兼见失血征象。

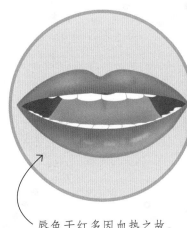

唇色干红多因血热之故。

---

**唇诊歌诀**

　　唇红脾热虚淡白，青紫心肺功能衰；口角糜烂脾湿热，口腔溃疡称口疮。
　　口内白斑绕红晕，此为麻疹黏膜斑；樱桃红唇煤气毒，脾阳衰竭人中满。

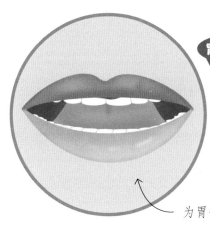

### 上下唇异色

**胃热脾寒**

　　上唇红而鲜明，下唇淡白微青，多见能食、易泻、面赤、四肢困倦等症状，此为胃热脾寒之象。下唇深红，上唇淡白，为胃冷脾热之兆，症见欲呕、不思饮食、头昏、胸痛等。

为胃热脾寒之象。

### 唇色发黑

**肾气绝**

　　唇色发黑可能伴随痛极、寒极、呼吸困难，是肾气绝的表现。此外，唇黑又有深浅之别，证有寒热不同，病有轻重之分。

　　**唇色灰黑：**为中阳不足，痰饮内停之象，症见眩晕咳逆、大便干结、小便黄，有时略感恶心。

　　**唇色乌黑皮厚：**为瘀热壅于上焦，肺气失于清肃，心阳失其宣化。此现象多见于老人，症多表现心悸气喘、下肢肿胀、行动困难。

　　**唇微黑兼紫红：**多为内实之邪淤积在腑，症多见心烦、口干思饮、腹坚满微痛、夜不得寐等象。

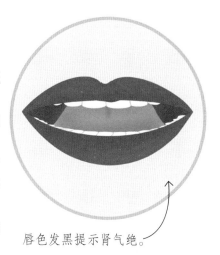

唇色发黑提示肾气绝。

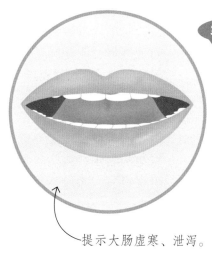

### 唇色泛青

**寒证、痛证**

　　唇色泛青，多为气滞血瘀，主寒、主痛，易罹患急性病,特别是血管性病变,如血管栓塞、脑卒中等急暴之症。

　　唇色苍白泛青，可能有大肠虚寒、泄泻、胀气、腹绞痛、畏寒、冷热交加等症状出现。唇色青紫，可能是药物中毒或者机体缺氧。

提示大肠虚寒、泄泻。

# 通过口唇的形状察知病情

正常人的口唇色泽鲜红，形态丰满，质地润泽，左右对称，端正居中，口中无异味，无结节及条索物增生，看上去健康而且富有活力。异常的口唇不仅看上去不美观，而且还可能是某种疾病的征兆，是一个人不健康的表现。所以对于口唇出现的一些异常，一定要多加注意。

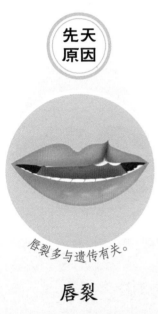

**先天原因**

唇裂多与遗传有关。

## 唇裂

唇裂有单侧唇裂和双侧唇裂，完全唇裂和不完全唇裂之分，多和腭裂同时发生。唇裂的形成与遗传有很大的关系，多是母体在怀孕初期内分泌失调、营养不良、病毒感染、物理性损伤或服用了某些药物造成的。

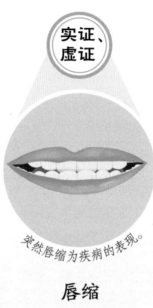

**实证、虚证**

突然唇缩为疾病的表现。

## 唇缩

唇肌萎缩而使上下唇收缩，露出牙齿，叫作"唇缩"。一般老年人比较容易出现唇缩，这是正常的生理现象。但如果突然出现唇缩，为实证，多是中暑、痰厥、脑卒中等所引起的。如果嘴唇逐渐缩小、变薄，为虚证，多因寒邪侵袭、惊厥癫痫所致。

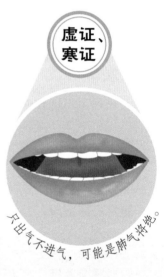

**虚证、寒证**

只出气不进气，可能是肺气将绝。

## 口张

口张也就是张口不闭，是虚证和寒证的表现。如果口里只是出气而不进气，则是肺气将绝的表现；口张如鱼口，无法再次闭合，则是脾气将绝的表现；脑卒中患者出现口张，是心气将绝的表现；痉病患者出现口张，则是病危的表现。

## 过度贪凉会导致口眼歪斜

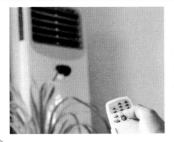

有些人在夏天一刻也离不开空调，空调没日没夜地开。这样对身体是没有好处的，长时间处在冷空气中，可能会使风寒之邪乘虚而入，面部气血痹阻，导致肌肉弛缓无力，受对侧的牵拉，形成口眼歪斜的现象。所以，即使天气再热也不能太过贪凉。

**癫痫**

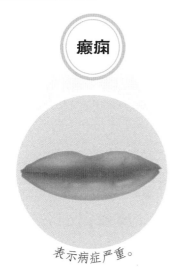

表示病症严重。

### 口闭不开

癫痫、痉病以及脑卒中的闭症、女性子痫（妊娠高血压综合征），还有破伤风、急惊风等症，都可能出现口闭不开。风寒乘袭、热极神伤或筋脉拘急也会出现口闭不开。口闭不开与口张不闭都是病症严重的征象，但是单凭一种征象难以断定具体是哪种病症，要与其他三诊合参来诊断。

**受风**

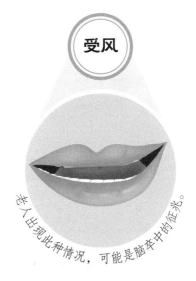

老人出现此种情况，可能是脑卒中的征兆。

### 口唇歪斜

口唇歪斜是很常见的一种症状，在任何年龄、任何季节均可发生。有的人可能一觉醒来之后发现自己口眼全歪了，这一般都是由受风所引起的面神经麻痹，多数人都可自行痊愈，而严重的就要靠针灸来矫正。但如果是老年人忽然出现了嘴角歪斜的现象，且同时伴有头痛、眼歪和眼球活动异常等症状，这很可能是脑卒中的征兆，一旦发作，很难治愈，甚至还可能造成瘫痪或死亡。

# 唇四周长出异物

　　嘴唇及其四周的部位是异物生长的多发地带，这些异物包括痤疮、疔、丘疹等。出现异物的主要因素一般是体内脏腑的病变或内部有火，也可能是不良的生活习惯引起的。通过观察异物的形态、色泽以及生长位置，可以判断出病原所在，从根本上祛除异物。

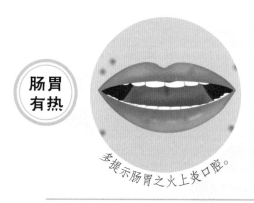

肠胃有热

多提示肠胃之火上炎口腔。

## 嘴角四周的痤疮

　　嘴角长痤疮多是肠胃有热的表现。由于肠胃和口腔是相通的，因此当肠胃上火时，也会导致口腔上火，使嘴角四周冒出痤疮。

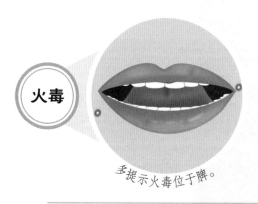

火毒

多提示火毒位于脾。

## 唇四周的疔

　　唇四周长出的疔一般都会有痛痒的感觉，多是火毒引起的。如果生在上下唇，则火毒位于脾、胃；如果生在唇角，则火毒位于心、脾；如果生在唇角并且不能张口，或生在唇上并且唇口外翻，则都属于恶寒发热的重症；如果出现神昏高热的现象，则是危症的征象。

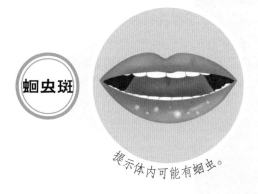

蛔虫斑

提示体内可能有蛔虫。

## 下唇上的丘疹

　　丘疹一般呈淡红色或淡白色，如粟米大小、半透明状的突起。中医认为下唇有丘疹是体内有蛔虫的征象。

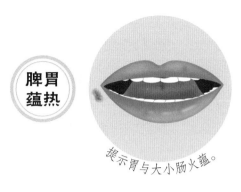

脾胃蕴热

提示胃与大小肠火蕴。

## 唇上的疮

该疮一般是由脾胃蕴热引起的。如果生在上唇，且唇质肥厚，皱纹多呈紫色，则多是心肺火郁的表现；如果生在下唇，且唇质粗糙，颜色发乌，则多是脾经蕴热的表现；如果生在嘴唇的四角，则是胃与大小肠火蕴的表现。

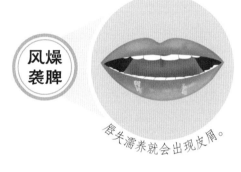

风燥袭脾

唇失濡养就会出现皮屑。

## 唇上的皮屑

唇上起皮屑一般伴有痛痒不适，撕揭则疼痛出血，且反复发作，不易治愈，多是风燥袭脾、唇失濡养所致。

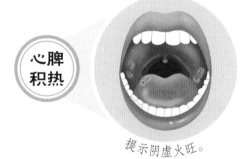

心脾积热

提示阴虚火旺。

## 口腔溃疡

口腔溃疡，中医称为"口疮"，即口唇内出现的白色小疱，会感到口腔四周红肿、灼热、疼痛。口疮的颜色鲜红且数量众多，是心脾积热的表现；颜色淡红则多是阴虚火旺、心肾不交的表现。

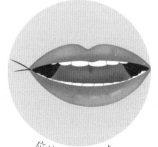

脾胃失健

应注意控制饮食。

## 嘴角破裂

中医认为本病与脾胃运行有关，多是脾胃失健。此时应多注意控制饮食，适量摄取易消化的食物，细嚼慢咽，帮助恢复胃部功能。但有时候虽然嘴角已经破裂，食欲却异常旺盛，无论吃多少东西都不觉得饱，这就是所谓的假性食欲，千万不要被这种假象所蒙蔽。

# 牙齿颜色异常要当心

　　一般来说，正常的牙齿都是洁白润泽的。当牙齿出现明显的异常变化时，很可能是某些疾病所引起的，不可大意。但是由于牙齿的颜色会因为经常抽烟以及摄取食物的不同等而染色，所以也不能一概而论。

| 望诊小贴士 | |
| --- | --- |
| 牙齿上有黑洞—— | **龋齿** |
| 牙齿呈金属色—— | **接触金属** |
| 牙齿枯白或灰色—— | **气血两虚** |
| 牙齿发黄—— | **肾虚** |
| 氟牙症—— | **慢性氟中毒** |

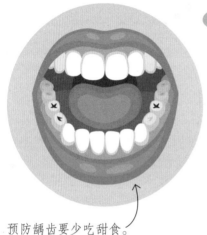

预防龋齿要少吃甜食。

**龋齿**

## 牙齿上有黑洞

　　牙齿上有黑洞，说明患上了龋齿。龋齿是牙齿硬组织的一种慢性疾病，是一种由口腔中多种因素复合作用导致的牙齿硬组织进行性病损，会随病程发展从色泽改变演变为实质性病损。它在多种因素作用下，使牙釉质、牙本质受到破坏，出现缺损，逐渐发展成为龋洞。

**接触金属**

## 牙齿呈金属色

　　牙齿呈金属色可能是因为过多接触某些金属。牙齿呈现的颜色取决于这些金属与口腔中的细菌发生的化学反应。过多地接触铁、镁和银会令牙齿发黑；铅尘会留下蓝绿色的污渍；铜和镍会把牙齿变成绿色或者蓝绿色；吸入含铬酸的烟雾，会令牙齿变成深橙色。另外，过量接触碘溶液或者在含氯的游泳池中待得时间太久，会使牙齿变成棕色。

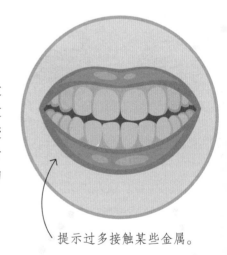

提示过多接触某些金属。

## 如何从饮食上预防龋齿

　　要想远离龋齿，在生活中应该注意减少或控制饮食中的糖，养成少吃零食和糖果、糕点的习惯，睡前不吃糖；养成多吃蔬菜、水果和富含钙、磷、维生素等食物的习惯。另外，龋齿出现后，应该及时填补，以免其继续扩大。

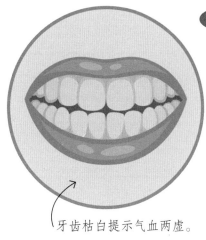

牙齿枯白提示气血两虚。

### 气血两虚
## 牙齿枯白或灰色

牙齿枯白一般是气血两虚的表现，多见于老年人或患慢性消耗性疾病、白血病、慢性肾病等病症的患者。

如果某颗牙齿和其他的牙齿相比呈暗灰色，有可能是龋齿的信号。这时虽然不会感到牙齿疼痛，但是其内部已经开始形成龋齿，等到感觉疼痛的时候就已经侵袭到牙髓了，所以对于牙齿忽然出现的灰色要提早防范。

### 肾虚
## 牙齿发黄

随着年龄的增长，牙齿的颜色会逐渐变黄，这是正常的生理现象。如果牙齿忽然变黄，这是肾虚的表现；如果呈黄豆色，则可能是肾气绝的表现；如果齿色黄暗而黑，则是腹中有多年的冷积所造成的；如果齿黄而脱落，则是骨绝（骨髓困枯败绝）的表现。

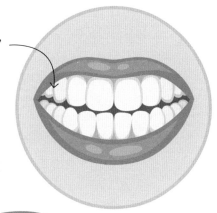

牙齿突然发黄，可能是肾虚。

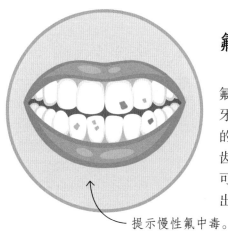

提示慢性氟中毒。

### 慢性氟中毒
## 氟牙症

牙齿上出现很多斑块，颜色不均，这可能是氟牙症的表现。氟牙症又称"氟斑牙"或"斑釉牙"，是因在牙釉质发育期摄入了过多的氟导致的牙体组织疾病。该病表现为同一时间萌出的牙齿的牙釉质上有白垩色到褐色程度不等的斑块，可伴釉质缺损。本病是慢性氟中毒早期常见且突出的症状，具有典型的地区性分布特点。

## 吃鱼片干过量可导致氟斑牙

鱼片干香脆可口，很多家长都觉得鱼片干营养丰富，多吃也并无害处，所以对孩子的进食无度也并不加以制止。事实上，鱼片干中含有大量的氟。过多摄入鱼片干会使过量的氟在体内积蓄起来，长此下去，很容易引起慢性氟中毒，进而形成氟斑牙。所以，进食鱼片干要限量。

# 牙龈出血，警惕血友病

很多人在刷牙或吃东西的时候，会出现牙龈出血的现象，因为一般不疼，就很容易被忽略。但是，牙龈出血也是牙龈不健康的表现，置之不理可能会导致比较严重的牙周病。所以对于牙龈出血，要查明病因，尽快治疗。通常，牙龈出血有如下原因。

## 血友病可能导致牙龈出血频繁

牙龈出血频繁或持续出血，同时还伴有头晕、疲乏、发热、淋巴结肿大，常规止血药无法将血止住，经治疗后暂时止住，随后又发作，这有可能是血液病引起的，应及时做血液检查。此症状多见于急性白血病、血友病、再生障碍性贫血等病症患者。

## 肠胃虚弱可能导致牙龈出血

一般来说，牙龈出血是肠胃虚弱的表现。肠胃的消化、吸收功能不好，而使营养供给不足，血管就会变得比较脆弱，只要遇到轻微的刺激，就会出血。牙龈出血其实是肠胃虚弱的外在表现。出现这种情况要注意加强肠胃功能，肠胃功能得到了改善，牙龈出血的现象自然就能得到缓解了。

## 全身性疾病可导致牙龈出血

某些全身性疾病导致凝血功能低下或严重贫血，也会出现牙龈出血的现象，如肝硬化、脾功能亢进、恶性贫血等。当反复出现牙龈出血的现象时，就要考虑到这些可能性，必要时应立即就医。

如果牙龈频繁出血且伴有头晕、疲乏等症，需及时就医。

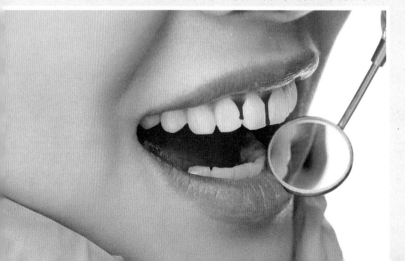

# 常见的牙周问题

牙齿周围的牙周膜、牙龈和牙槽骨被称为"牙周组织"，它的主要功能是支持、固定和营养牙齿。牙周病主要包括牙龈病和牙周炎两大类。其中，牙石（即牙结石）是造成牙周病的常见原因之一，其造成的牙周疾病表现为牙龈萎缩和牙龈红肿等。

## 牙石

牙石可引起牙周组织的病变，引起牙龈出血及口腔异味等。如果一个人的牙周组织发炎，又有大量牙石，会加重牙周组织的炎症。

牙石会不断刺激牙周组织、压迫牙龈，从而影响血液循环，造成牙周组织的细菌感染，引起牙龈发炎萎缩，形成牙周囊袋，进而有可能导致牙齿破损。

## 牙龈萎缩

牙龈萎缩会将牙齿的颈部、根部暴露在外，容易造成牙齿敏感。牙龈萎缩的牙齿，看起来比正常牙齿长，会给人造成一种摇摇欲坠的印象；而在牙龈萎缩的同时，也常常伴有牙槽骨吸收和牙根暴露，牙齿也因此变得更加松动，甚至出现移位。

## 牙龈红肿

正常的牙龈都是比较红润，且表面光滑的。如果出现异常颜色或形态变化，可能是身体病变引起的。

牙龈红肿，多是胃火上炎的表现；如果同时伴有出血的现象，则多是胃火伤及经络所导致的。如果牙龈呈淡白色，则多是气虚的表现。齿龈出现蓝色的斑线，一般是铅中毒的表现。

牙龈红肿，多是胃火上炎的表现。

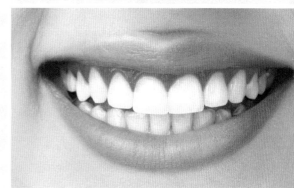

# 牙齿松动不要忽视

随着年龄的增长，牙周组织会逐渐萎缩，保护力也会相对减弱，从而出现牙齿松动的现象。牙齿松动会造成咀嚼无力，进而加重肠胃的负担，导致胃肠功能紊乱，从而影响身体健康。引起牙齿松动的原因主要有以下几点。

### 肾虚导致牙齿得不到滋养

在中医中，将牙齿松动看成是肾虚的表现，因为肾藏精，主骨髓，而牙齿为骨之余，所以牙齿是由肾精所滋养的。如果肾脏比较虚弱，牙齿也就得不到充分的滋养，因此肾虚可能会造成牙齿松动。

### 外伤导致

外伤也可导致牙齿松动，但这种松动一般都可复原。只要把牙齿复位，固定于相邻的牙齿上，并服用消炎药，注意保养，短期内就可以恢复正常。

### 牙齿咬合异常

个别牙齿咬合力量过大或咬合关系异常时也会出现牙齿松动的现象，这时只要调整咬合力量和关系，消除咬合的创伤，牙齿就可恢复正常。

### 糖尿病伴有牙周炎、牙龈炎

糖尿病患者也可能会出现牙齿松动的现象。这是因为糖尿病患者常伴有牙周炎、牙龈炎等慢性破坏性疾病，很容易使牙齿的稳固性受到影响，造成牙齿松动，严重者还会引起牙齿脱落。因此牙齿松动也是糖尿病常见的并发症。

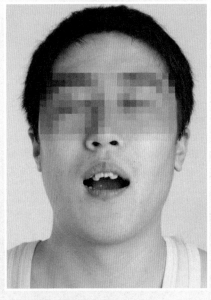

牙齿排列不齐会导致咬合异常，进而造成牙齿松动。

# 牙痛不是病，疼起来要人命

牙痛是牙齿疾病常见的症状之一。很多牙病能引起牙齿疼痛，令人难以忍受，严重影响人的正常生活。牙痛主要由以下几种情况引起，要注意分辨。

## 龋齿

当龋齿病变到一定程度时，牙釉质被破坏后，受到冷、热、酸、甜等刺激，会产生酸痛的症状。龋齿经治疗好转后，牙痛便可缓解。

## 牙髓炎

该病表现为自发性、阵发性或放射性的牙齿疼痛。在夜晚睡觉时疼痛加剧，喝热水时疼痛加剧，喝冷水时减轻。

## 楔状缺损

该病表现为牙齿受到冷、热、酸刺激时出现酸痛的感觉，多是长期不正确的刷牙方法以及牙龈在牙颈部发炎和萎缩所引起。

## 其他原因

**根尖周炎：**表现为持续性的牙齿疼痛，患牙有伸长感，不能咬食物，触、压痛感明显，多是牙髓炎扩散到根管口所引起。

**酸蚀症：**表现为牙齿酸痛，多由牙齿不断地受到酸的侵蚀引起。也可见于长期泛酸的胃病患者。

**冠周炎：**表现为牙龈肿痛、牙齿肿胀，咀嚼食物时疼痛加剧，且嘴巴不易张开。

**牙隐裂：**牙隐裂可见牙齿有裂纹，早期没有明显症状，随着裂纹加深，会出现各种牙痛。

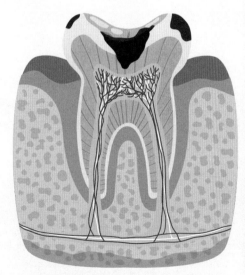

龋齿影响到牙神经时会造成难以忍受的牙痛。

# 望舌头

## 舌色，身体状况的外镜

舌色指舌质的颜色。正常人舌色白中透红，淡红润泽，柔软灵活，谓之淡红舌，为气血调和之象。而一旦患病便会出现舌色改变，常能看到异常舌色。

| 望诊小贴士 | |
| --- | --- |
| 红舌—— | 热证 |
| 绛舌—— | 热极、实证 |
| 紫舌—— | 热证、瘀血证 |
| 青舌—— | 寒邪凝滞、瘀血阻滞 |
| 淡白舌—— | 虚证、寒证 |

**热证**

说明热病传入心营。

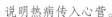
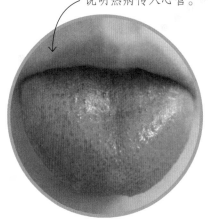

### 红舌

红舌舌色鲜红，同正常舌色相比颜色较深。现代医学认为红舌是因为舌黏膜上皮浅表层有炎症，毛细血管扩张所致。中医认为红舌主热证，可能是身体积热过多、缺乏水分或津液所致。

红舌干燥少津说明外感热病向里传入心营，致使阴液受损。嫩红湿润舌提示热与湿相交为患，在外感热病中表示热邪入营，而体内又有湿热；在内伤病中表示阴虚有火，又素有痰湿。

**热极、实证**

### 绛舌

绛舌舌色为深红色，且隐隐透出紫色，表示热极、实证，多由红舌发展而来。由于热病时间较长，病情深重，津液伤耗严重。出现绛舌时，要根据有苔或无苔、有津液或无津液等情况来判断病情。绛舌、有苔说明病邪未全侵入血分，阴津尚未被温热病邪伤耗太重。绛舌、干而无苔表示病邪比较严重，血热较盛，津液伤耗严重，身体营养状况不佳。

提示热邪伤耗严重。

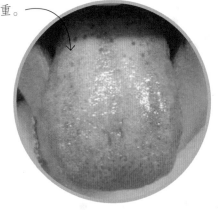

### 为什么望舌色可以诊病

正常舌色多呈淡红色，这是由于舌的血液供应十分丰富，其血色透过白色透明的舌黏膜面而呈淡红色。生病时，血液成分或浓度便会改变，或舌黏膜上皮出现增生变肥厚或萎缩变薄，舌的颜色就会变化。因此，望舌色可以诊病。

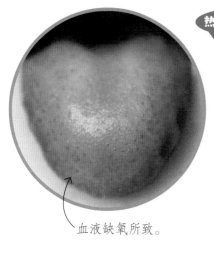

**热证、瘀血证**

## 紫舌

　　紫舌的特征是红中带青，色深而暗，是静脉血流凝阻，回流不畅，从而缺氧所致。热证或者瘀血证都可能会出现这种舌象。

　　绛紫舌说明热邪深入身体的血分，表示体内热极，气血壅滞，血液运行不畅，可见于温病热极阶段。暗紫舌说明血液运行有阻滞，是热邪深重，血燥、津液减少所致。

血液缺氧所致。

**寒凝、血瘀**

## 青舌

　　舌色如皮肤暴露之"青筋"，全无红色，称为"青舌"。青舌主要是寒邪凝滞、瘀血阻滞，致使阳气郁阻不通引起的。现代医学认为，青舌与微循环障碍有关，可体现微循环的状况。

　　舌的两边可以反映肝经的症状，舌边青色表示肝有寒邪或血瘀的情况。青舌而滑润表示寒邪直中入里，阳气郁于体内而不宣；气血凝滞或寒从中生。青舌有红点说明体内有瘀血。

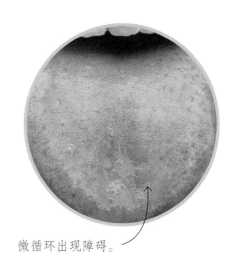

微循环出现障碍。

**虚证、寒证**

## 淡白舌

　　舌色浅淡，白多红少，甚至全无血色者，称为"淡白舌"。淡白舌属于虚证、寒证之舌象。淡白舌根据舌苔的有无，病情有轻重之分。若舌体常有舌苔者，说明病情较轻；若舌瘦无苔而枯萎者，说明病情较重。

该舌象常见于内科杂病。

# 异常舌形，说明你的身体亮起了红灯

舌的形态包括舌形和舌态两个方面。健康人舌的形状是大小适中、厚薄适度的。但是当身体健康出现问题时，舌形也会发生异常变化。下面列举几个常见的异常舌形，以供大家参考。

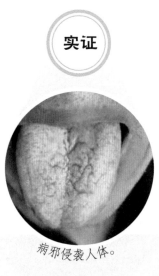

实证

病邪侵袭人体。

### 老舌

老舌舌体坚敛苍老，舌质纹理粗糙，舌色较暗。老舌大多出现在突然发病或热势较甚之时，此时病势较强，机体的抵抗力也较强，会产生大量代谢物，形成较厚实的舌苔。出现老舌，无论苔色如何，都属实证。

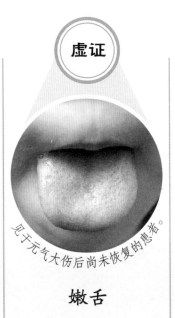

虚证

见于元气大伤后尚未恢复的患者。

### 嫩舌

嫩舌舌体柔软，舌质纹理细腻，舌面光洁滋润，形色浮胖娇嫩。嫩舌是体质虚弱的一种表现，内脏功能衰弱，营养代谢功能低下，机体抵抗能力差或者体质虚弱的人群经常出现这种舌象。长期慢性疾病缠身，或患急性疾病后，元气大伤尚未恢复的患者也可见嫩舌。嫩舌一般都属虚证。

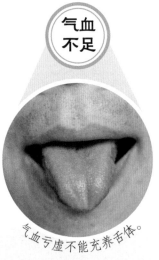

气血
不足

气血亏虚不能充养舌体。

### 瘦薄舌

舌体瘦小而薄，谓之瘦薄舌。多是气血亏虚，不能充养舌体所致。舌色淡白而瘦薄者，主要与全身营养供应状况不良有关，是气血的温煦作用减弱和滋养功能减退，肌肉黏膜组织得不到足够的营养所致。舌色鲜红或绛而瘦薄者，或为阴虚火旺，或为热盛灼阴。

**山药赤小豆粥——健脾利湿**

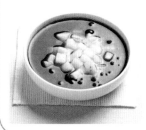

**材料：**赤小豆50克，山药100克，冰糖适量。

**做法：**赤小豆提前浸泡，洗净；山药洗净，去皮，切成丁。锅中加入适量清水，放入赤小豆和山药丁，大火烧开，转中火煮至赤小豆熟烂。然后下入冰糖，搅拌均匀，再小火焖10分钟即可。此粥中山药可健脾益气，赤小豆利水祛湿，适合调理因脾虚湿盛导致的齿痕舌。

---

**痰湿阻滞**

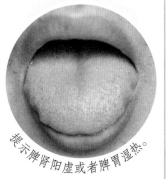

*提示脾肾阳虚或者脾胃湿热。*

## 胖大舌

胖大舌舌体比正常舌头大而厚，伸舌满口，舌肌迟缓。胖大舌主要由水湿、痰饮阻滞所致。若舌淡白胖嫩，舌苔水滑，属脾肾阳虚，津液不化，以致积水停饮；若舌淡红或红而胖大，伴黄腻苔，多是脾胃湿热与痰浊相搏，湿热痰饮上溢所致。

---

**脾胃虚弱**

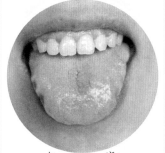

*提示水湿内停。*

## 齿痕舌

当舌体显得水肿而娇嫩，舌头的边缘不平整，有牙齿压出来的舌印，出现类似齿痕的状态，称为"齿痕舌"。中医认为这是体内水湿内停、脾胃虚弱的表现。舌出现齿痕而淡白湿润，属脾虚导致的气血亏虚；有齿痕而胖大，属水湿停滞、阳气虚衰。

---

**痰湿热毒**

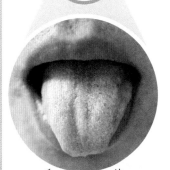

*多见于嗜酒肉者。*

## 肿胀舌

肿胀舌表现为舌体肿胀，严重者甚至无法缩回口中。肿胀舌主要是由于痰、湿、热、毒之邪蕴结形成的，多出现在嗜酒肉者身上。如果舌体充血肿胀，舌质是蓝红色，则是肝硬化的特异表现。若小儿舌胖肿胀，是甲状腺功能减退的征兆。

# 出现异常舌态，要格外警惕

　　舌态即舌体运动时的状态。舌体活动灵便、伸缩自如，为正常舌态，提示气血充足、经脉通调、脏腑机能旺盛。常见的病理舌态有强硬舌、痿软舌、颤动舌、歪斜舌、短缩舌和吐弄舌等。

脑卒中

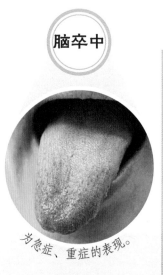

为急症、重症的表现。

气血亏虚

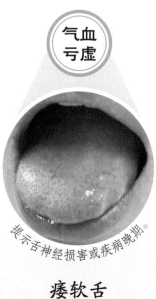

提示舌神经损害或疾病晚期。

高热、甲亢

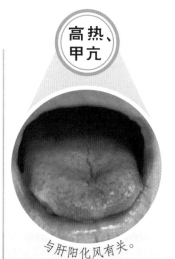

与肝阳化风有关。

## 强硬舌

　　强硬舌的舌象特征为舌体转动不灵活、不柔和，多兼有言语不利。强硬舌多与热邪、风痰有关，是急症、重症的表现，脑卒中常见这种舌象。在外感发热病中，强硬舌表示热邪入里，热毒壅盛，或痰湿内阻而影响神志；在内伤病中，强硬舌常为脑卒中的征兆，要提高警惕。

## 痿软舌

　　舌体柔软是正常的生理形态，可是如果舌体软弱，伸缩无力，则是病态的表现。《黄帝内经》中说"肌肉软，则舌萎"。痿软舌多是气血亏虚或阴液亏损而使舌的筋脉和肌肉失养所造成的。痿软舌主气血两虚，常见于舌神经功能丧失、神经系统损害、疾病晚期体质衰弱者。

## 颤动舌

　　伸舌时，舌体不自主地颤动，即为颤动舌。颤动舌多是肝阳化风所引起的。多见于持续两天以上少进饮食的高热患者、甲亢患者、少部分高血压患者和部分癔症患者。

### 正念冥想

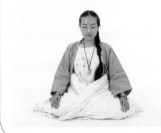

越来越多的研究表明，每天冥想15分钟会对身心健康产生有益的影响。美国的研究者发现，有心脏病的人练习正念冥想能降低心脏病发作的风险。

脑血管病

危证

心脾有热

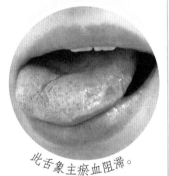

此舌象主瘀血阻滞。

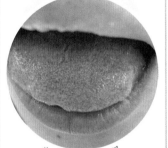

常与痿软舌并见。

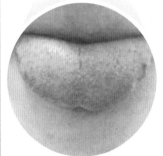

多见于小儿。

## 歪斜舌

伸舌的时候舌体歪向一侧，即为歪斜舌。多由肝风内动，夹痰夹瘀，痰瘀阻滞所致，可见于脑梗死、脑出血等脑血管疾病。舌体歪斜有时也是脑卒中发病的早期症状之一，因此可将其看作脑卒中的先兆。此外，脑卒中患者也可能留下舌体歪斜的后遗症。

## 短缩舌

舌体卷短紧缩，不能伸出口外，甚至不能抵齿，这就是短缩舌。短缩舌是热极，邪陷三阴，风邪夹痰，梗阻舌根的表现，无论因虚因实，皆属危证。若舌短缩而色青紫湿润者，多是寒凝经脉，舌脉挛缩所致；若舌短缩而色淡白无华者，多是气血虚衰所致。

## 吐弄舌

舌体伸长，吐露口外，弛缓不能立即回缩，称为"吐舌"；舌体频频伸出口外并立即缩回，或舌舐口唇四周，振动不宁，像蛇吐舌一样，称为"弄舌"。吐弄舌是由于心脾有热，热灼津伤，肝筋失养，引动肝风，舌脉动摇不宁所致。吐舌伴全舌色紫多见于疫毒攻心；弄舌多是脑卒中先兆。本症多见于小儿，成人间有发生。

# 舌苔透露的疾病信号

　　舌苔是指散布于舌面上的一层苔状物，是脾胃之气上熏凝聚所致，是消化机能强弱、胃气盛衰的重要标志。正常的舌苔一般色白而均匀、干湿适中，舌面的中部和根部稍厚，其余部位较薄。

| 望诊小贴士 |
| --- |
| 薄苔——病情较轻 |
| 厚苔——病情转重 |
| 滑苔——湿邪内聚 |
| 燥苔——津液损伤 |
| 假苔——胃气被伤 |

## 看舌苔质地

　　苔质，指舌苔的质地、形态。望苔质主要观察舌苔的厚薄、润燥、腐腻、真假、剥落、偏全等性状的变化。

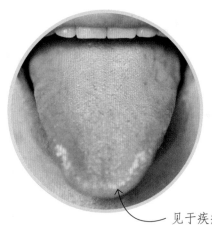

### 薄苔 　病情较轻

　　舌苔有薄厚之分，可以表示疾病的轻重程度。薄苔就是舌头表面有一层薄薄的舌苔铺于舌面，颗粒均匀，干润适中，透过舌苔能够隐约地看到舌质的颜色。薄苔为正常舌苔或者提示疾病初起、病情较轻浅。舌苔薄白、舌质淡红是正常的舌象。但薄白苔有时亦可提示风寒、风热初袭人体，病邪在肌表的轻浅阶段。

　　见于疾病初起或病情较浅。

### 厚苔

　　舌苔较平常舌苔厚，不能够透过舌苔看到舌质的颜色，就是厚苔。厚苔往往是体内湿气重引起的，是脾虚不能运化水湿，湿阻于舌导致的现象，与长期处于潮湿环境，过食辛辣刺激、肥甘厚味、生冷寒凉的食物有一定的关系。厚苔多表明病情由轻转重，或肠胃积滞。

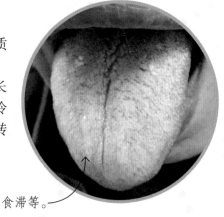

　　舌苔厚、白腻，提示为痰饮、湿浊、食滞等。

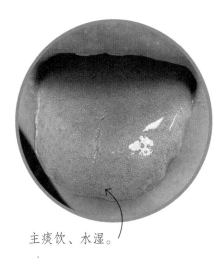

主痰饮、水湿。

### 滑苔 湿邪内聚

　　滑苔的舌面水分过多，触摸湿滑欲滴，同时还要注意舌头的大小以及边缘是否有齿痕。滑苔是水湿之邪内聚的表现，主痰饮、水湿。

### 燥苔 津液损伤

　　燥苔多是身体中有炎症或者慢性疾病导致体内积热过多，使得体液减少，无法滋润舌头，造成舌苔干燥，一般主高热、吐泻伤津。舌苔只是干燥偏白，表示身体中水液循环不佳；舌苔干燥而色黄，为胃热炽盛，损伤津液；舌苔干燥而色黑，为热极阴伤；舌苔干燥色黑而且有刺，则属热极。

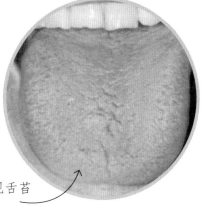

严重时会出现舌苔干裂的现象。

### 假苔 胃气被伤

　　舌苔可分有根和无根，有根为真苔，无根为假苔。舌苔不紧贴舌面，刮之即去，好像不是舌所自生而是涂于舌面，刮后无垢而舌质光洁的，称为"假苔"，又称作"无根苔"。假苔，并不表示苔不自舌生，而是指苔既生之后，又因胃气告匮，不能接生新苔，使已生之苔渐渐脱离舌面。这表明正气已衰、胃气已伤，不论舌苔厚薄，都说明病邪较重。

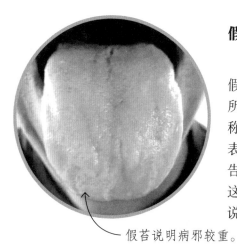

假苔说明病邪较重。

### 腐苔

**热证、食积**

腐苔是指舌苔如豆腐渣，苔质疏松而厚，揩之即去，但旋即又生。此舌象多因胃中阳气有余，蒸发胃中浊腐之气上升而成。这常见于食积胃肠，痰浊内蕴兼胃肠有热的病症。

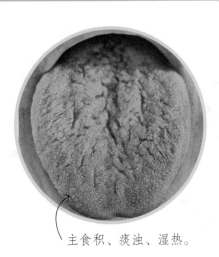

主食积、痰浊、湿热。

### 腻苔

**湿浊蕴结**

腻苔指苔质颗粒细腻致密，均匀成片，紧贴舌面，中厚边薄，揩之不去，刮之不易脱落。腻苔表示湿浊蕴结、阳气被遏制，主痰湿、食积。舌苔颜色发白，粘附在舌头表面，表示体内虚寒且充满湿气；舌苔颜色发黄，表示体内湿邪或痰浊蕴结化热，或湿热之邪侵犯脏腑，或食积化热，属实热证。

主痰湿、食积。

### 偏苔

**邪气停聚**

舌苔的偏全，是就舌苔在舌体上的分布而言的。观察舌苔分布的偏全，可以诊察病变之所在。苔偏于舌尖，为邪气入里未深，而胃气却已先伤；苔偏于舌根，为里邪虽退，胃中积滞依然在；苔仅见舌中，为痰饮、食浊停滞中焦；苔偏左或右，多是肝胆湿热类疾患，或邪在半表半里。

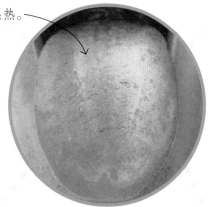

提示肝胆湿热。

## 腐苔和腻苔的区别

腐苔和腻苔要注意辨别：腻苔多在舌的中部和根部，较厚，边尖部较薄，颗粒细小致密，紧贴舌面，不易刮脱；而腐苔的舌中、舌边皆厚，刮之易去。

舌苔从有到无，表明正气渐衰。

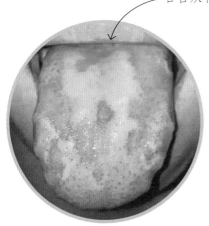

**胃气阴两虚**

### 剥落苔

剥落苔主胃气阴两虚，舌苔从有到无，表明胃气阴不足，正气渐衰；如果舌苔从无到有并逐渐变为薄白苔，表明病情好转。舌苔剥落的部位和大小不同，反映不同的身体状况。舌苔剥落不全，呈块状，剥落处光滑无苔，称为"花剥苔"，表明胃气阴两伤；如果舌苔有部分剥落，但剥落处不光滑，仍附有薄薄的舌苔，称为"类剥苔"，表明气血不足、免疫力较低。

**阴液枯竭、胃气大伤**

### 镜面舌

多见于体弱多病者。

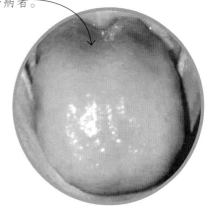

镜面舌，指舌头的舌苔萎缩消失，上皮全层变薄，舌肌萎缩，舌面发红，光滑如镜面。这种情况多见于萎缩性舌炎，患者还会出现舌头灼热和疼痛、麻木不适的感觉。镜面舌在中老年女性以及体弱多病的患者中多见。多是阴液枯竭，不能上潮于舌，或胃气大伤，不得上熏于舌所致。

### 镜面舌的饮食调理

镜面舌的饮食调理以滋养胃阴为主。滋养胃阴的食物主要有牛奶、苹果、鸡蛋、猪肉、鸭肉等。无苔患者不宜吃性温热、有助热伤阴作用的食物，如羊肉、核桃、河虾等。

苹果莲藕汁在补充津液的同时还可以促进肠道蠕动。

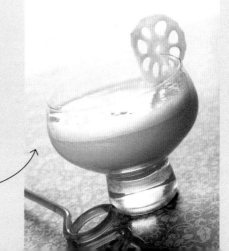

## 看舌苔颜色

正常的舌苔是薄白苔，如果出现发黄、发灰等异常颜色，再结合舌苔的质地，大致可以判断身体哪里出了问题。

### 白苔 表证、寒证

白苔一般提示表证、寒证。舌苔薄白为正常舌苔或提示表证初起；舌苔薄白而润滑，为里寒证、寒湿证；舌苔白而干燥，满布舌上，如白粉堆积，说明身体情况恶化，可能出现发炎或化脓等情况；舌苔厚白而腻，为湿浊、痰饮、食积。

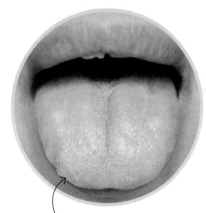

白苔有厚薄之分，可辨风寒轻重。

### 黄苔 热证

黄苔主里证、实证、热证，在脾胃热病中较常见。黄色越深，表示邪热越重。淡黄苔主热轻，多是由薄白苔转化而来，提示病变已由寒化热；深黄苔主热重，是胃热炽盛的表现，多由病邪入里化热而发；焦黄苔主热极，是胃和肾阴液大伤的表现。

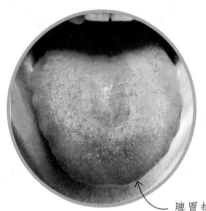

脾胃热病易出现黄苔。

### 灰苔 慢性病

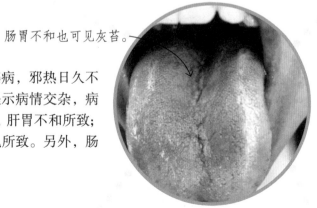

肠胃不和也可见灰苔。

灰苔常见于慢性病，如外感病，邪热日久不清，外邪与湿浊交阻时多见，提示病情交杂，病邪难化；或肝郁气滞，肝气犯胃，肝胃不和所致；或脾胃失调，胃肠消化功能紊乱所致。另外，肠道菌群功能失调也会导致灰苔。

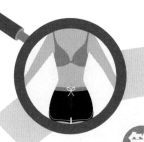

望眼睛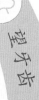

望牙齿

望掌纹

望血液

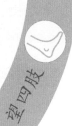

望四肢

## 第四章

# 望躯体，及早发现疾病征兆

　　躯体望诊是指通过观察患者的躯体形态，来判断其是否发生了疾病，以及病变的部位、病变原因、疾病性质等具体病情的一种望诊方法。具体来说，躯体望诊又包括望脖颈、望胸部、望腹部、望肩背部等内容。形体的高、矮、胖、瘦，步态是否稳定，皮肤的颜色、光泽、荣枯程度，以及是否出现斑点、脱屑、疮疡等皮肤病变，这些也都可以作为判断身体健康状态的依据。

望舌头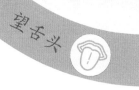

望头面

# 望形体诊病

体态优美端正、四肢匀称的身材是大家都想拥有的，因为这样的身材不仅美观，还是身体健康的标志。反之，身材臃肿、消瘦或身体各部分比例失调，不仅失去了人体外在美感，而且往往预示着体内潜伏着某种病患。

| 望诊小贴士 |
| --- |
| 形体肥胖——脾虚痰湿 |
| 形体消瘦——火旺 |
| 形体强壮——脏腑精气充实 |
| 形体衰弱——脏腑精气不足 |
| 身材异常高大——巨人症 |
| 身材特别矮小——侏儒症或呆小病 |

## 形体肥胖

**脾虚痰湿**

肥胖多是过度饮食、喜食甘甜油腻食物或者缺乏体力活动等原因，致使脾虚失于健运，酿成痰湿，进而气机运行不畅，血行淤滞，导致体内膏脂堆积过多而成。形体肥胖者多会伴有头晕乏力、神疲懒言、倦怠嗜睡等症状。现代医学将肥胖分为两种，一种是继发性肥胖，由内分泌失调引起的。另一种为单纯性肥胖，与遗传、饮食、运动、精神等有关。

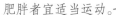
肥胖者宜适当运动。

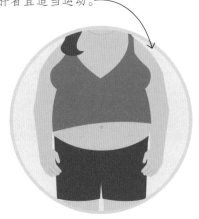

## 形体消瘦

**火旺**

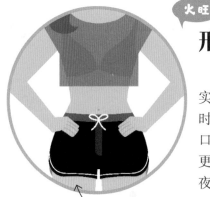
不良生活方式会导致形体消瘦。

中医认为，瘦人多火，有的人是虚火，有的人是实火。形体消瘦的人多行动敏捷，喜动不喜静。但有时也易亢奋冲动，常手足心热、口咽干燥，易患失眠、口腔溃疡等病。形体消瘦一部分是因为先天肾阴亏虚，更多的是不良生活方式如抽烟、嗜辣、爱喝酒、常熬夜等导致脾胃虚弱而形成。

### 减肥期间也要注意营养均衡

如果因为形体肥胖而要减肥，在减肥期间，饮食应全面、均衡，保证摄入能维持生命所需的基础营养物质，尤其要吃优质蛋白质，这样可以更好地为人体补充所需的营养，提高机体免疫力和代谢能力。

## 形体强壮

精气充实

多表现为骨骼粗大、胸廓宽厚、肌肉强健、皮肤润泽，反映脏腑精气充实。这样的人即使生病，但因正气尚充，预后多佳。

提示正气充沛。

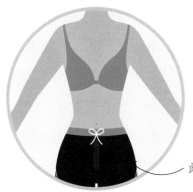

## 形体衰弱

精气不足

多表现为骨骼细小、胸廓狭窄、肌肉消瘦、皮肤干燥、体弱易病，反映脏腑精气不足。若生病，则预后较差。

此类人容易生病。

## 身材异常高大

巨人症

有的人生长较快，10岁左右身高即如成人，到青春发育期长势更为明显，成年后，身高可达2.40米及以上。从外表看，这类人身材比较匀称，性器官发育较早，肌肉发达，臂力过人，有可能是巨人症。原因多是生长激素分泌过多。由于内分泌腺功能在早期亢进，到晚期减退，成年后半数以上患者多继发肢端肥大症。

身材异常高大不一定都是病，要注意辨别。

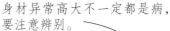

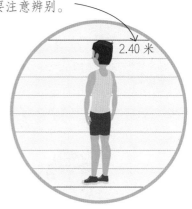

2.40 米

## 身材特别矮小

侏儒症或呆小病

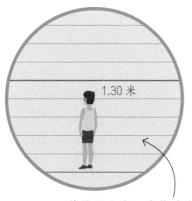

1.30 米

如果至成年时身高还不到1.30米，有可能是患了侏儒症或呆小病。侏儒症病因可分为先天因素和后天因素。先天因素多是由于父母精血亏虚而影响胎儿的生长发育，后天因素多是生长激素缺乏导致。而呆小病可因幼年时甲状腺素合成不足而引起。

若是呆小病，多伴随有智力障碍。

# 没病，走两步

走路时的姿态，在医学上被称为"步态"。健康人行走步态稳健，当患某种疾病时，步态可能会发生很大改变，并且有一定代表性和特征性。因此，要想知道有没有病，就走几步试试，一看就知道。

## 间歇性跛行

开始走路时步态正常，但走不了多远，甚至仅走几十米，患者就因小腿后外侧以及足底出现胀麻疼痛而被迫停下来，需休息片刻，待症状缓解后再起步。走路的时候走走歇歇，所以称为"间歇性跛行"，常见于局部供血不足、坐骨神经受累、腰椎管狭窄症及血栓闭塞性脉管炎的患者。

## 保护性跛行

保护性跛行表现为走路时，患侧足刚触地则健侧足就赶快起步前移。此步态健足触地时间长，患足触地时间短；患腿迈步小，健腿迈步大；患腿负重小，健腿负重大。保护性跛行，多见一侧下肢受伤者。

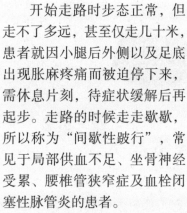

## 摇摆步态

摇摆步态表现为走路时，患者靠躯干两侧摇摆，使对侧骨盆抬高，从而带动下肢提足向前行进。所以每向前走一步，躯干要向对侧摆动一下，看上去好像鸭子行走，所以又称"鸭行步态"。此步态常见于小儿先天性髋关节双侧脱位、佝偻病、进行性肌营养不良症、严重的O形腿，以及臀上神经损害的患者。

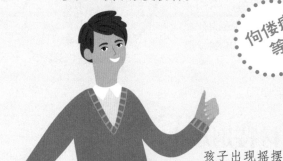

孩子出现摇摆步态要及时去医院检查。

# 高抬腿步态

腓总神经麻痹

高抬腿步态表现为走路时患腿高抬，而患足下垂，小跨步跛行，如跨越门槛之状，所以又称"跨阈步态"。形成此步态，主要是由于患侧小腿伸肌瘫痪，足不能背伸而呈下垂状态，为避免走路时足尖蹭地而有意识将腿抬高。这种步态常见于外伤或坐骨神经损伤、腓总神经麻痹等。

# 划圈样步态

痉挛性偏瘫

由于本步态多见于下肢痉挛性偏瘫患者及脑卒中后遗症患者，所以又称"偏瘫步态"，医学称之为"痉挛性偏瘫步态"。走路时，表现为患侧膝关节僵直，足轻度内旋及下垂，足趾下勾。起步时，先向健侧转身，将患侧骨盆抬高以提起患肢，再以患侧髋关节为轴心，直腿蹭地并向外侧画一半圆前走一步。由于重心转移有困难，所以患者转移很短促，又形成明显的跳跃步行，从侧面看，还会发现患者的头部伴随腿部的交替向前方探出，因此也被称为"鸡样步态"或"鸽样步态"。

# 慌张步态

脑部疾病

慌张步态表现为走路时，身体前倾，起步困难，步距小，初行缓慢，越走越快。此步态多见于帕金森病、脑动脉硬化、脑肿瘤、头部陈旧性外伤等。

# 足跟步态

跟腱断裂

足跟步态表现为走路时，以足跟着地，步态不稳，躯体表现出轻轻左右晃动，足背伸，足弓高。胫神经麻痹、跟腱断裂、遗传性共济失调等患者可出现此种步态。

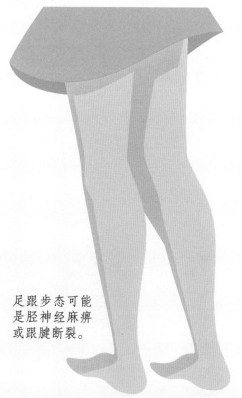

足跟步态可能是胫神经麻痹或跟腱断裂。

## 醉汉步态

醉汉步态表现为抬脚缓慢，落地如跺脚，上肢前后摇晃，步态欠稳不能走直线。因形似喝醉状，被称为"醉汉步态"，主要见于小脑或前庭疾患。

## 剪刀步态

由于双下肢肌张力增高，尤以伸肌内张力增高明显，所以会出现行走时双腿僵硬，下肢内收过度，两腿交叉呈剪刀状，这种步态被称为"剪刀步态"。多见于脑性瘫痪、截瘫等。

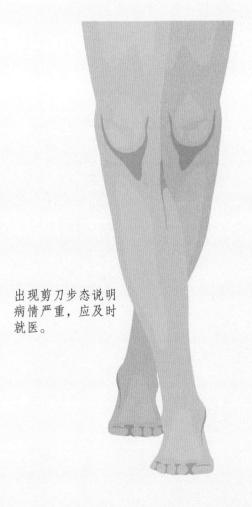

## 拖腿性跛行

走路时，健腿在前面，患腿拖在后面，患肢足前部着地，足跟提起表现为拖腿蹭地跛行，称之为"拖腿性跛行"。此步态可见于儿童急性髋关节扭伤、早期髋关节结核或髋关节滑膜炎等。

出现剪刀步态说明病情严重，应及时就医。

## 公鸡步态

公鸡步态表现为站立时两大腿靠近，而小腿略分开，行走时常脚尖踏地，看上去像跳芭蕾舞的样子。此步态多见于脊髓病变，如脊髓炎、截瘫等。

# 望体位诊病

体位是指人体在坐、立、卧时所处的位置或各种姿势状态，它可以随人的活动范围、活动内容等而自然调节。但是，有些体位姿势并不是由于活动的需要而采取的，而是因为身体内部的病痛或不适才迫使患者采取的，是一种极不自然的体位姿势，应引起注意。

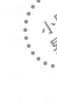 **小脑异常**

## 闭眼站立时身体摇晃

如果两脚靠拢站直，闭上眼时，身体大幅度晃动，常提示小脑或脊髓功能出现了异常。

 **丧失意识**

## 被动体位

被动体位是指患者不能自己调整或变换肢体的位置，多见于极度衰弱或意识丧失的患者。

 **肌肉问题**

## 起床体位变化呈固定程式

先俯卧，以手撑地使小腿伸直、站立，然后再以两手扶膝，使身体上部抬起，躯干伸直，最后起身站立。这种机械式的起床方式，提示可能患有进行性肌营养不良症。此病晚期可见肌肉萎缩、骨骼畸形、咳嗽无力、心肌病变等，应及早去医院检查治疗。

 **多种原因**

## 睡眠姿势呈习惯性变化

每个人都有不同的、已经习惯的睡眠姿势，根据习惯采用的睡眠姿势，可大体知道这个人身体哪些组织器官虚弱。如喜欢仰卧，但双手向头顶方向伸直，张口呼吸，是肺及气管衰弱的征兆；经常采取右侧卧位，但头脸扭回正面睡，则是肠胃衰弱的征兆。

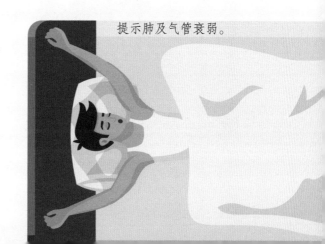

提示肺及气管衰弱。

# 强迫体位

　　虽然健康人的睡眠姿势各种各样，但都是很自然的。有时候为了减轻疾病的痛苦，一些患者常被迫采取某种体位，临床常见的强迫体位有以下几种。

### 强迫仰卧位

　　患者被迫采取仰卧位，双腿卷曲，借以减轻腹部肌肉的紧张。这常见于急性阑尾炎、急性腹膜炎。

### 强迫侧卧位

　　患者被迫采取向患病侧卧位，以减轻胸痛及呼吸困难，并有利于健侧代偿呼吸。这常见于肺脓肿、渗出性胸膜炎、支气管扩张症等疾病。

### 强迫俯卧位

　　患者被迫采取俯卧位，借以减轻腰、背部的疼痛。这常见于脊椎或腰部疾病。

### 强迫坐位

　　患者坐时，只有坐在床沿上，将两手放置在膝盖上或扶持在床边上才感到舒服。这种体位有利于辅助呼吸肌运动，同时可使膈肌下降，肺换气量增加，减少下肢回心血量以减轻心脏的负担。这种体位常见于心肺功能不全的患者。

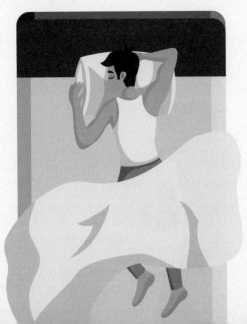

不建议长期保持强迫俯卧位，会影响呼吸，加重颈椎负担。

## 强迫蹲位

　　有些人往往在步行不远或其他活动的进程中，由于感到呼吸困难或心悸，而被迫采取下蹲位或膝胸卧位①以缓解症状，减轻痛苦。这种体位常见于发绀型先天性心脏病患者。

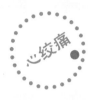

## 强迫停立位

　　有的人在走路时，突然感到左胸前区有压榨性或窒息性疼痛，并放射到左上肢、左肩，患者常被迫立刻站立，并用右手按抚疼痛部位，以减轻疼痛。待休息片刻，症状缓解后，才能恢复原状。这提示可能是心绞痛发作，应到医院去详细检查。

## 角弓反张位

　　患者颈及脊背肌肉强直，以致头向后仰，胸腹前凸，背过伸，躯干呈弓形。这种体位常见于破伤风患者及脑膜炎患儿。

## 站立时呈特殊姿势

　　头前倾，躯干前倾弯曲，上下肢屈曲、内收。这种站立姿势常见于帕金森病，中医又称"震颤麻痹"，是老年人常见的神经系统变性疾病。

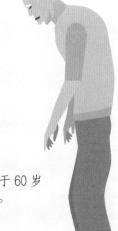

帕金森病多见于60岁以上的老年人。

---

① 膝胸卧位是指患者跪卧，两腿稍分开，小腿平放，大腿和床面垂直，胸部尽可能贴近床面，腹部悬空，臀部抬高，头偏向一侧，两臂屈曲放于头两侧的体位。

# 望皮肤，了解身体的状态

皮肤是人体最大的器官，是人体的一道屏障和防线，将细菌、病毒等致病因子隔绝在体外。皮肤有保护、吸收、感觉、分泌、排泄、调节体温、新陈代谢等功能，有的皮肤病会严重影响生活，因此皮肤健康不容忽视。

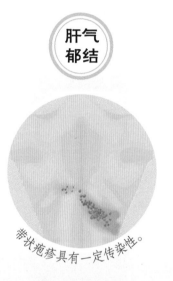

肝气郁结

带状疱疹具有一定传染性。

## 带状疱疹

带状疱疹是一种影响神经和皮肤的感染性疾病，由水痘-带状疱疹病毒引起，具有一定传染性。本病通常发生在身体的一侧，表现为疼痛、沿着周围神经走向成群分布的水疱，可发生于头面部、颈、胸、腹部及四肢，又因多发生在腰部，俗称为"缠腰龙""蛇缠腰"等。

中医认为本病由情志内伤，肝气郁结，久而化火，肝经火毒蕴积，夹风邪上窜头面而发；或夹湿邪下注发于阴部及下肢；火毒炽盛者多发于躯干。

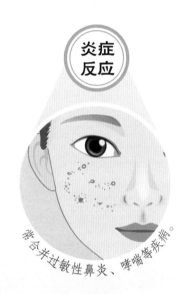

炎症反应

常合并过敏性鼻炎、哮喘等疾病。

## 湿疹

湿疹是由多种内外因素引起的瘙痒剧烈的一种皮肤炎症反应，分急性、亚急性、慢性三期。急性期具渗出倾向，慢性期则浸润、肥厚。原因可分为内因和外因，内因如患慢性消化系统疾病、精神紧张、失眠、过度疲劳、内分泌失调、感染、有新陈代谢障碍等，外因如生活环境恶劣、气候变化剧烈等。

## 🔍 挤压粉刺会使毛孔变得粗大

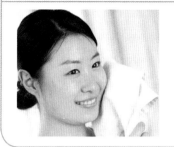

挤压粉刺所产生的刺激会使表皮破裂，而位于表皮下面的真皮是没有再生能力的，一旦弄破真皮，真皮将无法再造出新细胞来弥补，于是就会出现凹凸不平的瘢痕，使毛孔变得粗大。在平时多注意预防，养成良好的生活习惯，注意调理内分泌问题。

内分泌失调

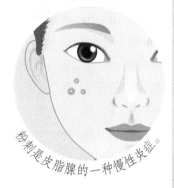

粉刺是皮脂腺的一种慢性炎症。

# 粉刺

粉刺属于轻型痤疮，各年龄段均可发病。人在青春期，由于体内新陈代谢旺盛，容易造成内分泌失调，从而形成粉刺。成年人出现粉刺，多是因为过度劳累或者营养失调。此外，脸部清洗不彻底、化妆品使用不当及环境污染等外因也可能引起粉刺。

肝硬化

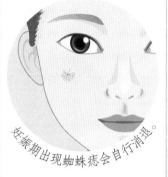

妊娠期出现蜘蛛痣会自行消退。

# 蜘蛛痣

蜘蛛痣是一种特殊的毛细血管扩张症，多出现于面部、颈部及胸部等。表现为中心部直径2毫米以下的圆形小血管瘤，向四周伸出许多毛细血管，且有分支，看上去像红色的蜘蛛趴在皮肤上。蜘蛛痣的出现与肝硬化有很大的关系。青春期、妊娠期的女性，由于雌性激素激增，也可能会出现蜘蛛痣，但此种情况可以自愈。

良性肿瘤

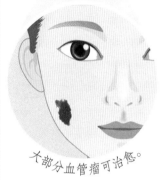

大部分血管瘤可治愈。

# 血管瘤

血管瘤是一类常见的血管肿瘤性病变，其病理学特征为血管内皮细胞的异常增殖，多表现为皮肤颜色、形态的改变，或仅表现为皮下隆起，好发于婴幼儿及30~50岁成年人，婴幼儿血管瘤一般是良性血管肿瘤。大部分血管瘤可治愈，恶性者预后不佳。

# 银屑病

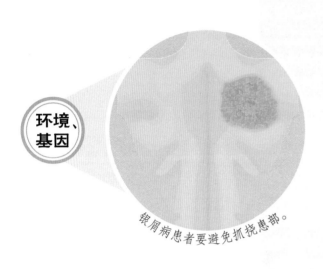

银屑病俗称"牛皮癣"，是一种由环境因素刺激、多基因遗传控制、免疫介导的皮肤病，典型表现为鳞屑性红斑或斑块，局限于一处或全身广泛分布。冬季加重或复发，夏季可缓解。

部分患者可同时有关节症状、指甲的异常，中重度患者患代谢综合征、心血管疾病的风险增加。目前治疗尚无法达到避免银屑病复发，但积极治疗可以明显减轻皮损或者促使痊愈，避免出现严重并发症。

环境、基因

银屑病患者要避免抓挠患部。

# 紫白癜风

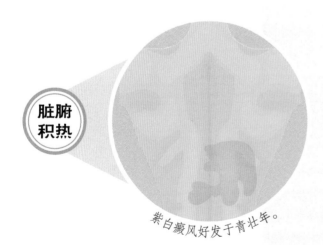

紫白癜风又称"花斑癣"，俗称"汗斑"，是由糠秕马拉色菌累及皮肤角质层所致的慢性表浅真菌感染。病变多发生在前胸、肩背、腋窝等皮脂腺分泌旺盛的部位，皮损呈现逐渐发展的过程，从点状斑疹逐渐增大到指甲大小，最后可相互融合成片状，呈淡褐色、淡黄色或白色等颜色，边缘较清楚。此病具有冬轻夏重的特点，好发于青壮年，男性多见。中医认为，本病常因脏腑积热，感受暑湿而成，或由传染而得。

脏腑积热

紫白癜风好发于青壮年。

# 扁平疣

　　扁平疣是人乳头瘤病毒（HPV）感染所导致的常见病毒性皮肤病，多发于青年人，因此也称"青年扁平疣"。除面部外，其他部位如手足背、颈部也可发生，呈米粒至扁豆大小，正常肤色或淡褐色扁平丘疹。

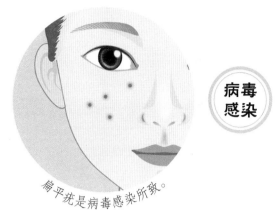

病毒感染

扁平疣是病毒感染所致。

# 油性皮肤

　　油性皮肤主要是皮脂腺分泌过多引起的。油性皮肤的人脸上总是油汪汪的，且皮肤表面比较粗糙。分泌油脂较多的地方是T区，也有些人T区是油性皮肤，而两颊却是干性皮肤。油性皮肤是人体新陈代谢不平衡的信号。青年人由于新陈代谢旺盛而出现过多的皮脂分泌，因此脸上经常会出油，这是正常现象。

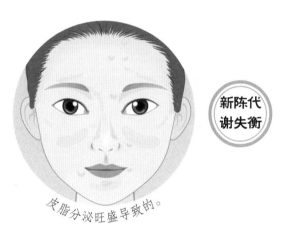

新陈代谢失衡

皮脂分泌旺盛导致的。

# 干性皮肤

　　干性皮肤是由皮脂腺不够活跃、皮脂分泌过少而引起的。干性皮肤比较干燥、紧绷，尤其是脸颊比较严重。干性皮肤分为缺水和缺油两种情况，中老年人的皮肤大多是因为缺水而发干，年轻人的皮肤则多是因为缺油而发干。中医认为，肾脏有调节体内水分的功能，皮肤干燥可能与肾虚有关。

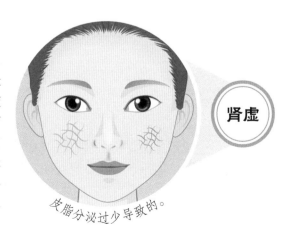

肾虚

皮脂分泌过少导致的。

# 皮肤暗沉提示的健康问题

　　皮肤暗沉是指皮肤又黑又黄，而且没有光泽的状况。出现暗沉的部位可能是眼睛周围，可能是 T 字区，而大多数情况是整个脸部。在出现暗沉的同时，皮肤也会变得很粗糙。皮肤暗沉不仅影响个人的美观，而且还与内脏的健康有关。一般来说，皮肤出现暗沉提示以下健康问题。

## 睡眠不足或过度疲劳

　　人在睡眠不足或过度疲劳的状态下，会出现肝脏及肠胃功能失调的状况，致使血液无法供应皮肤所需要的营养，进而出现皮肤暗沉的现象。

## 血液循环不畅

　　如果血液循环不顺畅，皮肤代谢的废物就难以排出体外，皮肤也难以得到新的营养，同时由于皮肤下流动的血液质量不佳，皮肤的透明度也会随之降低，致使皮肤出现暗沉现象。

## 代谢速率低

　　人的皮肤细胞是有生命周期的，一般来说，以 28 天为一个周期。新形成的细胞在经过 14 天后才能移到皮肤的表层，原来的老化细胞也会在 14 天后脱落，从而完成皮肤的代谢。可是如果代谢速率低下，就会造成新细胞移上来而老化细胞长时间不脱落的现象，久而久之，这些老化细胞堆积增厚就会出现皮肤暗沉的现象。

## 内脏的老化

　　随着年龄的增长，人体的内脏器官都会随之老化，功能也会随之减退，最后出现新陈代谢停滞的状况，这时人的皮肤也会呈现暗沉的状态，这种暗沉是很难改变的。因此，如果是中年以后出现的皮肤暗沉，一般很难改善。

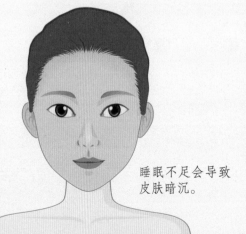

睡眠不足会导致皮肤暗沉。

# 毛孔粗大的原因

　　毛孔粗大是困扰很多女性的一大皮肤难题。这种皮肤状况即使通过化妆品来遮掩，也难以达到理想的效果。毛孔粗大主要是以下原因造成的。

## 毛孔阻塞

　　平时对皮肤的清洗不够彻底，使毛孔被污物阻塞，皮肤的新陈代谢不能顺利进行，皮肤表面的老化细胞也就无法如期脱落，毛孔因此变得粗大。

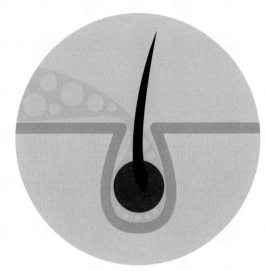

毛孔阻塞会导致毛孔粗大。

## 血液循环不畅

　　随着年龄的增长，内脏的生理功能开始下降，血液循环也随之不畅，导致皮肤松弛老化，使毛孔变得粗大。另外，抽烟与喝酒等不良习惯也会造成血液循环不畅。

## 皮脂分泌过剩

　　一般来说，油性皮肤的人比较容易出现皮脂分泌过剩。由于新陈代谢旺盛，分泌的皮脂过多，使得过多的皮脂都堆积在毛孔里，造成毛孔膨胀，久而久之，就会出现毛孔粗大的现象。由于油性皮肤的形成与肾脏的健康有一定的关系，所以皮脂分泌旺盛导致毛孔粗大的人也可能存在肾脏健康的隐忧，平时要多加注意。

# 颈项诊，反映脏腑的生理功能

颈项，也就是脖子，是头颅与躯体的"纽带"。颈项的主要生理功能是支撑头颅，与头的运动密切相关。颈项还是人体的重要通道，气血、精髓、饮食、津液的运行都要通过这一通道。所以，脏腑的生理功能失调，往往可以通过颈项反映出来。

| 望诊小贴士 |
| --- |
| 颈部静脉怒张——心脏问题 |
| 项强——受寒 |
| 颈软——精气衰败等 |
| 斜颈——颈部受损 |

## 颈部静脉怒张　心脏问题

正常情况下颈部两侧血管（动脉、静脉）隐现。如果颈部静脉怒张，在站立和坐着的时候仍可见明显静脉充盈，伴面部水肿、面色紫暗，提示静脉压增高，多见于右心功能不全、缩窄性心包炎、心包积液或上腔静脉综合征。中医认为本病由心血淤滞，或肺气壅滞，或胸部气机痹阻不畅所致。

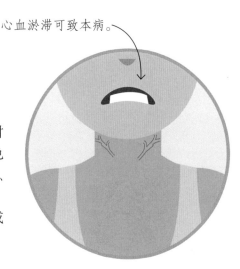

心血淤滞可致本病。

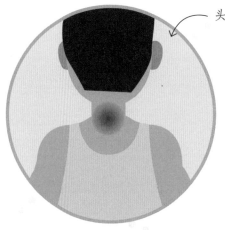

头部组织器官疾病也会导致项强。

## 项强　受寒

颈项牵强，活动不利，称为"项强"。项背牵强板滞，伴恶寒发热、头胀痛，多为外感风寒入络、经气不利的虚寒证。

颈项牵强疼痛，活动受阻，伴肩、臂、手指麻木酸痛，甚至上肢抬举困难，多见于风寒湿痹证，或因老年颈部椎骨肥大所致。

睡后颈项不能转侧，或一侧颈项拘急疼痛，多因睡眠时头部位置不正，或颈项部感受风寒所致。

项部牵强不舒，伴头晕头胀、面赤易怒、脉弦，提示为肝阳上亢。

**精气衰败、先天不足、颅脑损伤**

# 颈软

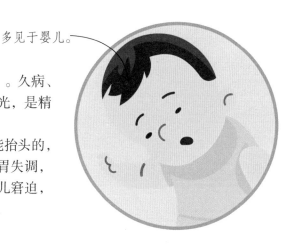

多见于婴儿。

颈软无力支撑头部，称为"颈软"。久病、重病见颈项软弱、头重倚倾、目陷无光，是精气衰败，精神将夺的征兆。

婴儿 4 个月以后，颈项软弱而不能抬头的，多为先天禀赋不足，骨骼软弱；或脾胃失调，气血不足；或出生时因产程过长，胎儿窘迫，损伤颅脑所致。

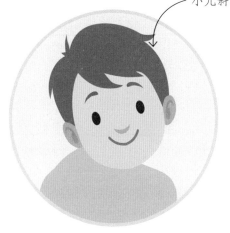

小儿斜颈多与孕产过程受损有关。

# 斜颈 **颈部受损**

斜颈一般指的是胸锁乳突肌挛缩造成的肌性斜颈，表现为颈项斜向一侧不能转正，病侧肌肉筋膜板强僵硬，用力也不能使其复位，头面偏旋向对侧。病久可见肌肉萎缩，并可扪及条状肌腱粘连。肌性斜颈具体病因尚无定论，但多数专家认为与损伤有关。

## 每天做做颈部运动

每天做做颈部运动，对健康有好处，可以帮助血液循环。如果没精力做有难度的颈部运动，可以做一些简单的颈部运动，如：点头、抬头、向右歪头、向左歪头，然后把颈部顺时针、逆时针各旋转 2 圈。

# 颈部肿块的成因

颈部常常会出现不疼不痒的小疙瘩，呈圆形，表面光滑，有压痛感，即颈部肿块。颈部肿块，一般出现在颏下、颌下和颈双侧部位，属于淋巴结发生的炎症性肿块，是头部、颈部和五官发生疾病的信号。颈部肿块通常有以下成因。

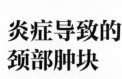

## 炎症导致的颈部肿块

因炎症导致的颈部肿块可分为急性与慢性。急性颈部炎症性肿块往往表现为颈部的局部红肿、疼痛，常伴有发热，严重者会出现脓肿，多见于急性淋巴结炎、蜂窝织炎。慢性炎症性肿块多见于慢性颈淋巴结炎，质地软、活动性好，形态似花生米，无明显疼痛和发热。

## 甲状腺肿瘤

**原发性恶性肿瘤：**原发性恶性肿瘤中，颈部常见的恶性肿瘤是甲状腺癌，常发作于中青年女性，早期症状与甲状腺良性疾病相似，但会较早出现颈淋巴结转移。晚期甲状腺癌，会出现声带嘶哑、呼吸困难、吞咽困难，发生甲状腺髓样癌时，伴有顽固性腹泻。

**良性肿瘤：**颈部常见的良性肿瘤有颈部脂肪瘤、颈部淋巴结增生、腮腺混合瘤等。颈部脂肪瘤可能是遗传因素、不良饮食习惯、肥胖、药物刺激等原因导致脂肪组织异常增生所形成，一般情况下没有明显的临床症状，也不需要特殊治疗。

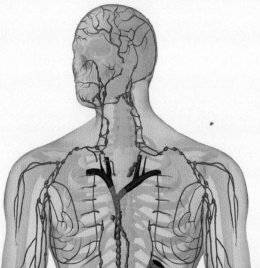
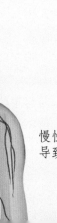

慢性颈淋巴结炎会导致颈部肿块。

# 淋巴结结核

淋巴结结核是结核分枝杆菌侵入淋巴结引起的病变，多在颈部一侧或双侧长出疙瘩，逐渐长大，不痛不痒，推入滑动，无明显压痛。如果身体抵抗力低则逐渐增大，皮肤发红变紫，最终破溃流水样脓液并排出黄浊样、干酪样脓液。

# 先天性囊肿或瘤

**先天性囊肿：**颈部的先天性囊肿，包括甲状舌管囊肿及鳃裂囊肿等。甲状舌管囊肿是出现在颈部舌骨附近的一种囊肿，囊肿能随伸舌运动而活动。女性表现为颈部出现类似男性的喉结，而男性表现为双喉结现象。鳃裂囊肿通常位于颈侧中上部、胸锁乳突肌前缘，多发于青少年、儿童。

**淋巴管瘤或血管瘤：**淋巴管瘤也是一种先天性疾病，多见于婴幼儿，表现为柔软、光滑、边界清晰的肿块。各类血管瘤也是颈部的常见肿瘤，多见于儿童，表现为压缩性肿瘤，肿块会随体位的变化而变大或缩小，肿瘤的表面温度比周围皮肤高，有的皮肤表面呈暗青色。

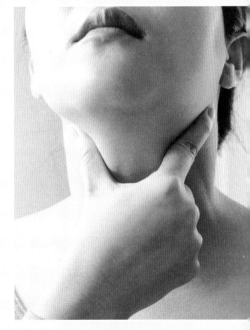

颈部肿块可以用触诊的方式进行初步检查。

# 望胸廓，反映呼吸状况

正常人的胸廓外形两侧对称，呼吸时活动自如、匀称、快慢适中；胸廓坚满均匀，不凹不偏，无桶状，肋骨微显，间隙不膨出，肌肉丰腴。因年龄的不同，胸廓形态也有差别。胸廓异常，不仅影响美观，同时还提示有疾患存在。

肺气肿

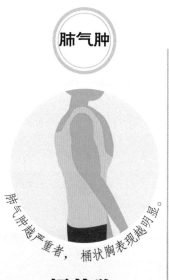

肺气肿越严重者，桶状胸表现越明显。

## 桶状胸

胸廓的前后径增长，有时可与左右径相等，肋骨弓的前下斜度上抬，肋间隙增宽，有时饱满，整个胸廓呈圆桶形，称为"桶状胸"。桶状胸常见于肺气肿患者。中医认为多由痰饮久伏或肺肾气虚、肺气壅滞不畅所致。

营养缺乏、慢性病

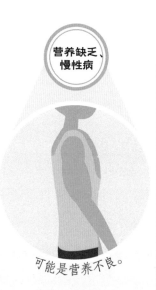

可能是营养不良。

## 扁平胸

胸廓的前后径不到左右径的一半，呈扁平状，且颈部细长，锁骨突出，称为"扁平胸"。扁平胸多是缺乏营养所致，也可能是慢性疾病引起的，如肺结核等，需要到医院做检查，明确诊断，及时治疗。

肾精亏损

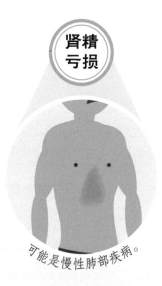

可能是慢性肺部疾病。

## 漏斗胸

胸骨下部内陷，胸廓呈漏斗形的，称为"漏斗胸"。漏斗胸多因胸骨下部长期受压，或因慢性肺部疾病使得长期吸气受阻所致。中医认为漏斗胸是先天肾精亏损所致。

### 🔍 如何预防小儿佝偻病

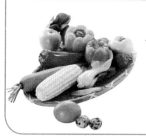

1. 妈妈怀孕的时候要多参加户外活动，均衡饮食，多吃富含钙、磷、维生素 D 及其他营养素的食物。
2. 出生 2 周以后要给孩子补充适量的维生素 D。
3. 保证每日 1~2 小时的户外活动，多晒太阳。
4. 注意均衡饮食，按时添加辅食，补充微量元素和钙剂等。

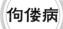

佝偻病

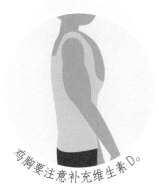

鸡胸要注意补充维生素 D。

肾精不足、痰瘀

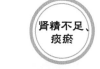

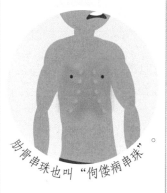

肋骨串珠也叫"佝偻病串珠"。

脊柱变形

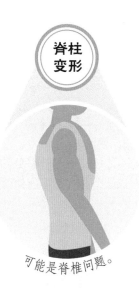

可能是脊椎问题。

## 鸡胸

胸骨向前隆起导致的胸廓畸形，称为"鸡胸"，又叫"佝偻病胸"。这是维生素 D 缺乏性佝偻病所致的骨骼改变的特有体征，多见于儿童和青少年。中医认为此病可能是因幼儿肋骨稚嫩时，久病喘咳，痰涎壅塞，肺气不畅所致。

## 串珠肋

在肋骨和肋软骨交界处，因骨化不了的组织堆积形成钝圆性突起，称为"串珠肋"。串珠肋多见于佝偻病患者，但有串珠肋不一定是佝偻病。中医认为串珠肋是痰瘀久积，或肾精不足，骨体不坚，骨软变形所致。

## 胸部畸形

胸部畸形可因脊柱变形，特别是胸椎畸形所致，严重时表现为脊柱前凸、后凸、侧凸或侧后凸，使胸部两侧不对称，肋间隙增宽或变窄，胸腔内器官与表面标志关系发生改变。胸部严重畸形，可引起呼吸、循环功能障碍。胸部畸形常见于脊椎结核、发育畸形、佝偻病等。

# 望乳房，预防乳腺癌

正常人双侧乳房及乳头对称，儿童及男性乳房一般不明显，乳头位置约在锁骨中线第四肋间隙。女性的乳房在青春期逐渐长大，呈半球形，乳头也逐渐长大呈圆柱形。孕期及哺乳期乳房增大，乳晕扩大，色素加深，乳房皮肤表面可见静脉曲张。乳房异常可能是疾病的征兆，要引起警惕，一般可见以下乳房异常。

乳腺导管病变

## 乳头有分泌物

乳头有分泌物表示乳腺导管有病变。分泌物有血多见于乳腺癌；分泌物清，呈蓝色或黄色，常为乳腺囊性增生病。

发育不全疾病

## 左右不对称

正常女性坐位时两乳房基本对称，但亦有轻度不对称者。明显不对称者见于一侧乳房发育不全、先天畸形、囊肿病变、炎症或肿瘤等，这时要注意观察乳房皮肤有无轻微局部下陷，如果有，可能是乳腺癌的早期体征。

急性乳腺炎以初产妇更为多见。

细菌感染

## 乳房红肿疼痛

女性出现乳房红肿疼痛，若伴有乳汁不畅、局部压痛、恶寒发热，多为急性乳腺炎。它是由于细菌侵入乳腺组织而引起的急性化脓性感染，常见于产后3~4周的哺乳产妇，初产妇尤甚。中医认为本病多因肝气不舒，胃热蕴滞或乳头破碎，外感邪毒，壅积不散所致。

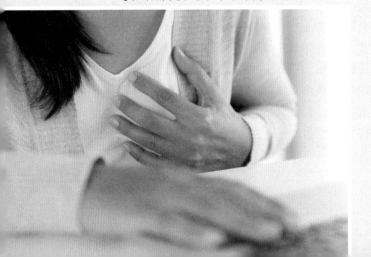

# 乳房内有不粘连肿块

乳房肿块形如核桃或鸡卵，皮色不变，边缘清楚，活动度大，与皮肤不粘连，中医称为"乳癖"。本病多是肝郁脾虚，气滞痰凝所致，相当于现代医学的乳腺纤维腺瘤、乳腺囊肿和乳腺增生。本病多为良性，极少数可发生恶变，故早期可以选择中医调理，也要注意调整心情。肿块较大时可听医嘱选择是否采取手术治疗。

# 乳房内有粘连肿块

该肿块常发生在乳房外侧上方，即挨近腋窝的部位，用手触摸会感觉坚硬不光滑，肿块会逐渐增大并疼痛不已，待与乳房皮肤发生粘连后，乳房皮肤将出现"酒窝"或橘皮样改变，溃破后形如菜花，称为"乳岩"（乳腺癌），多是患怒忧思，肝气郁结所致。本病如能及早发现，及早手术，治愈率较高。

# 乳腺结核

乳房内有一个或几个肿块，与周围组织分界不清，逐渐和皮肤粘连，病程进展缓慢，几个月后肿块开始软化，形成脓肿，之后脓肿破溃，排出脓液，此为乳腺结核，多发于20~40岁女性。中医认为本病多是肝郁气滞、痰湿凝聚所致。本病在没有软化前选择手术切除肿块为宜。

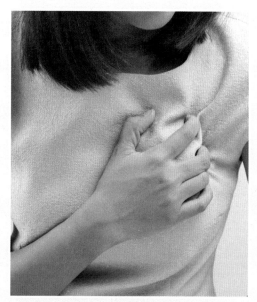

乳房肿块患者注意保持心情愉悦。

# 望腹部，提前探查身体疾病

正常人腹部肌肤细密润泽，颜色如常，上腹稍低，下腹微丰，中间微凹，两旁略高，常与胸骨下端到耻骨联合的连线相平，脐孔稍凹陷。小儿及肥胖者腹部可稍凸起，身体瘦弱者可稍见凹陷。正常的腹部无胀满及紧张感，皮肤光洁，青筋不显露，无黄染、皮疹、溃疡、水肿、瘀斑等。病理上可出现以下几种情况。

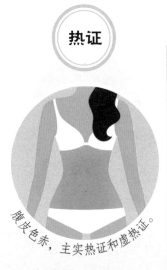

**热证**

腹皮色赤，主实热证和虚热证。

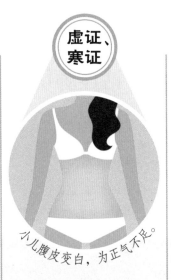

**虚证、寒证**

小儿腹皮变白，为正气不足。

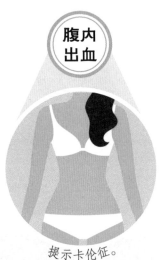

**腹内出血**

提示卡伦征。

## 腹皮色赤

腹皮颜色变红，主热证，包括实热证与虚热证。局部皮肤焮红者，为疮疡或内痈。全身皮色如常，唯独腹皮色变赤，按之褪色，放手则色红赤如故，为火热之邪壅聚于腹部的征象，多因胃肠溃破引起，多伴有剧烈的腹痛和反跳痛（腹皮按之疼痛，放手时疼痛更甚）。

## 腹皮色白

腹皮颜色变白，主虚证、寒证。小儿麻疹出而忽隐，腹皮颜色变白者，为正气不足，提示麻疹毒邪内陷，病情险恶。

## 腹部发蓝

左腰部皮肤呈蓝色，为腹内出血外渗，见于急性出血性胰腺炎患者。脐周发蓝为腹内大出血的征象，称为"卡伦征"（Cullen sign），见于急性胰腺炎、异位妊娠破裂的患者。

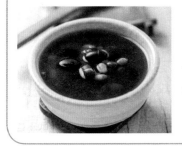

**三豆饮——糖尿病食疗方**

绿豆、赤小豆、黑大豆各30克。所有食材洗净，煮成粥。每日1剂。本方适用于糖尿病，证属中消，症见善饥多食、烦渴多饮者。

肥胖、
疾病

肿瘤、
脏器肿大

病情
严重

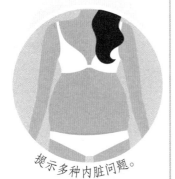

提示多种内脏问题。

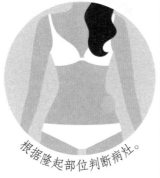

根据隆起部位判断病灶。

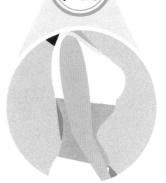

提示疾病晚期。

# 全腹鼓起

全腹鼓起多是因为肥胖或者腹腔内容量增多，外形可呈球状或蛙腹样。常见于肝硬化、心功能不全、腹膜转移癌、肾病综合征和结核性腹膜炎患者。另外，胃肠穿孔时，或行人工气腹术后，腹部可呈均匀性膨大隆起。

# 局部隆起

腹部局部隆起多由腹腔肿瘤引起，也可能是某脏器过度肿大所致。如肝癌可使右上腹隆起；胃癌可使上中腹隆起；肾癌或肾积水，可使腰部肿大；子宫或膀胱增大可使中下腹隆起；脾肿大可使左上腹隆起。

# 全腹凹陷

全腹凹陷表现为肋缘、耻骨都明显高起，腹部几乎贴在脊柱上，看上去整个腹部好像一只船，医学上称为"舟状腹"。多见于恶性肿瘤晚期、严重饥饿及严重脱水患者。另外，糖尿病、甲亢、垂体功能减退的晚期患者均可能出现全腹凹陷。

手术、
胃病

# 局部凹陷

腹部局部凹陷多是手术后腹壁疤痕收缩所致，当患者立位或加大腹压（如咳嗽）时凹陷更明显；腹直肌分离或腹壁切口疝患者仰卧时可见局部凹陷，但当患者由卧位转为立位或加大腹压时凹陷反向外膨出；若上腹部及右季肋区出现局限性凹陷，多见胃脘胀痛，为胃、十二指肠穿孔的早期征象。

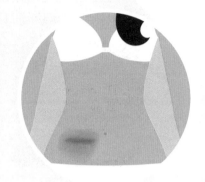

可能是腹壁疝。

肥胖、
怀孕、
疾病

# 腹纹

腹纹多分布于下腹部。白纹可见于肥胖之人，其腹壁真皮裂开而出现银白色条纹。女性怀孕后，在下腹壁丰满处多出现纵行条纹，产后长期存在，称为"妊娠纹"。另外，鼓胀、腹水及较久的积聚症患者亦可出现紫色的腹部纹，但多伴有大腿上部和臀部紫色纹及其他体征。

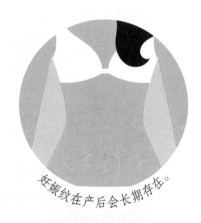

妊娠纹在产后会长期存在。

久病、
气滞
血瘀

# 腹筋露张

腹筋露张指腹壁和脐周出现静脉曲张的表现，多见于久病体羸、气滞血瘀之证。如果出现以脐为中心向上、下走行的青筋怒张，其血流方向正常，此为经脉不畅，气血阻滞于脉中，病情相对较轻；若出现以脐为中心，向上、向下、向左、向右走行的腹壁青筋怒张，其血流方向呈放射状，说明病情较重。

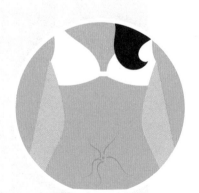

可能是经脉阻塞。

**气滞脏腑**

# 疝气

疝气表现为站立时或用力后，腹壁呈半球状隆起，平卧后可回纳腹腔。多因寒滞肝经，或气虚升提无力，气滞脏腑所致。发生于脐部的称为"脐疝"，多见于小儿，啼哭时尤甚，成人则可见于经产妇或有高度腹胀的腹水患者；出现于腹部正中线上的称为"腹壁疝"；位于腹股沟中部的称为"股疝"；穿过腹白线而出现于脐孔上方的称"上腹疝"；发生于髂窝部的称为"腹股沟疝"。

**腹膜疾病**

# 腹式呼吸受限

一般情况下，男性及儿童以腹式呼吸为主，即腹壁随呼吸运动而上下起伏。女性则以胸式呼吸为主，呼吸时腹壁运动不明显。当腹膜有炎症时，腹肌和膈肌痉挛强直，腹式呼吸运动即受限制，如发生消化性溃疡穿孔、急性腹膜炎时，腹式呼吸运动消失；当剧烈疼痛、膈肌麻痹、腹水或其他原因使膈肌上升时，均可使腹式呼吸运动减弱或消失。

**瘀血**

# 腹部其他异常

腹皮枯槁无泽，腹皮拘急，或如板者，为内有瘀血之兆；腹中有动气为内有恶血[①]的信号；小腹右旁凝结为内有蓄血的标志；脐下甲错为小腹有瘀血之象；小腹痛而见腹皮甲错者，为肠痈（阑尾炎）。

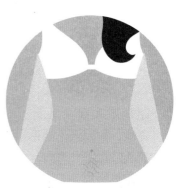

可能是瘀血之兆。

---

① 恶血：中医病症术语，是瘀血的一种，指溢于经脉外，积存于体内，尚未消散的败坏之血。

# 望肚脐，反映身体的健康状态

正常的肚脐与腹壁相平或稍凹陷，其形状多为圆形，看上去结实、丰满，无出血及分泌物，脐动和缓有力，深藏不露，常常无所觉察。另外，形体较瘦者、腹壁脂肪较薄者或少年之人肚脐稍突出，形体肥胖或腹壁脂肪较厚的人肚脐凹陷较深，望肚脐时当细心观察分辨。

## 脐色异常

肚脐，中医称之为"神阙"，内联十二经脉、五脏六腑。如果色泽红润，边缘光滑富有弹性，说明人体脏腑精气足，生机旺盛；如果色泽不正，按之枯涩，说明人体脏腑精气不足，禀赋素弱。所以看肚脐的颜色，也可以看出一个人是否健康。

### 肚脐发白

肚脐颜色发白无光泽，提示人体肺气虚、心阳不足或血虚，常与肚脐下陷、腹凉同时出现。

**虚证**

### 肚脐赤红

肚脐颜色红赤，甚至有疮疖，提示心火重、热毒内蕴，或心火下移小肠、热积腹中，或腑气不通、阳明热毒内蕴、毒溢于脐。

**热毒**

### 肚脐发黑

肚脐发黑为人体肾阳衰微、命火败绝的凶讯，亦为暴病将卒和久病生机将绝的征兆，临证险恶。

**肾阳衰微**

### 肚脐发黄

肚脐发黄并有油性分泌物渗出，发痒，为湿热蕴积脾胃或肝胆之象，常因感受湿热外邪或过食肥甘酒肉，内生湿热所致。

**湿热**

### 肚脐发青或呈青蓝色

肚脐色发青或呈青蓝色，为体内有寒积、水饮或风寒内伏中焦脾胃，或为痛证，常有腹痛隐隐、喜按喜温、肠鸣泄泻、四肢欠温等症。

**寒积、水饮**

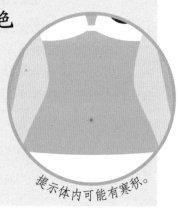

提示体内可能有寒积。

# 脐形异常

肚脐圆圆的，下半部丰厚而朝上，这是男性中较好的一种，表明血压正常，肝、肠、胃等内脏都健康，其人精力充沛。肚脐结实丰盈，下腹有弹性，这是女性中较好的一种，这种肚脐表明身心健康，卵巢功能良好。其他形状可能提示身体健康问题。

## 向上形肚脐

肚脐眼向上延长，几乎成为一个顶端向上的三角形。具有这种肚脐的人，不论男女，多半胃、胆囊和胰脏的情况不佳。

**消化系统问题**

## 向下形肚脐

向下形肚脐的形状与向上形的相反。这种肚脐表明患有胃下垂、便秘等疾病，亦要注意慢性肠胃病及妇科疾病。

**慢性肠胃病及妇科疾病**

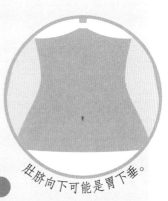

肚脐向下可能是胃下垂。

## 偏右形肚脐

有偏右形肚脐的人，容易患肝炎、十二指肠溃疡等疾病。

**肝炎、十二指肠溃疡**

## 偏左形肚脐

有偏左形肚脐的人，多半肠胃不佳，如食欲较差、身形消瘦、腹部不舒服、便秘等。

**肠胃不佳**

## 海蛇形肚脐

因静脉扩张使肚脐的周围如海蛇缠绕一般，称之为"海蛇形肚脐"。这种肚脐是肝硬化等肝脏疾病常见的征兆。

**肝病**

## 浅小形肚脐

浅小形肚脐的肚脐眼又浅又小，具有这样肚脐的人，不论男女，身体都较为虚弱，他们体内的激素分泌不正常，经常会感到浑身乏力。精神障碍患者的肚脐或有此形状。

**身体虚弱**

## 凸出形肚脐

少年时期和腹壁薄弱者，肚脐会略有凸出；当腹内有大量积液、高度腹胀或女性卵巢囊肿时，肚脐会向外凸出。

**积液、胀气、卵巢囊肿**

## 元气不足

### 脐底异常

脐底光滑红润，脐之根蒂居中，牢实挺拔，推之不移，提示人体元气充盛。若见肚脐与肉相离，则为元气败脱之兆，病险。

## 感染邪毒

### 脐痛

肚脐微痛微肿，渐渐高突，或肿大如茄，皮色或红或白，触之痛剧，此为脐痛，多因局部不卫生，感染邪毒所致。

## 内脏下垂

### 脐位下移

脐位下移，下落中线，为肾虚中气不足的表现，多兼见腹壁松弛虚软，提示内脏下垂，如胃腑下垂、脱肛等。

## 气逆、气滞

### 脐位上移

肚脐上移，超越中线，为气逆、气滞的反应，如肺胃之气上逆，或肝气升发太过，或肝郁气滞等。此外，内有症瘕积聚亦可牵提致肚脐上移，脐上移的腹壁常呈紧张拘急状，临证诊病时需与望腹合参。

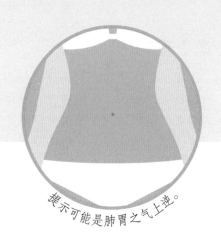

提示肾虚、中气不足。

提示可能是肺胃之气上泄。

## 肚脐红肿

肚脐内红肿发炎，可能是局部刺激、过敏、脐炎等因素引起的。如果存在脐疝等疾病，也可能引起肚脐红肿。对于症状持续时间较长或较重的患者，应该及时就医，由医生进行诊断和治疗。在治疗期间，不要抓挠肚脐，以免加重症状或者引起二次感染。

## 脐湿

脐带脱落以后，脐中湿润久而不干，或微红肿突者，称为"脐湿"，乃脐部为水湿或尿湿浸渍，感染秽毒所致。如不及时处理，可转成脐疮或脐痈。脐凹出现黏液样分泌物者，多为感受湿热所致；出现水样分泌物，且具有尿臊味者，多为先天性畸形，脐尿管未闭所致。

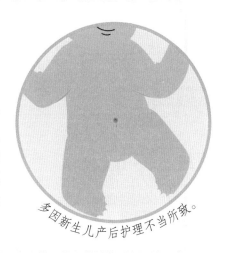

多因新生儿产后护理不当所致。

## 肚脐出血

肚脐出血有两种可能。一是外伤，比如腹部受到剧烈撞击；二是细菌感染，主要发生在新生儿人群。新生儿脐带脱落后，可能会出现脐带残端细菌感染，进而出现局部红、肿、痛等症状，甚至导致肚脐眼流血。肚脐出血时建议到医院进一步检查。

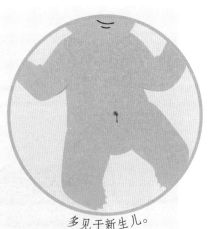

多见于新生儿。

# 望肩背，反映骨骼、内脏状况

肩位于人体躯干的上部，以脊骨为分界，左右各一，下连于手。背位于躯干后部，上连于肩项，下连于腰，脊骨纵立正中。望肩背，可知骨骼状况。中医认为"背为肺俞""背为胸中之府"，故肩背和胸内脏器有着密切的关系，胸内脏器的盛衰可以通过肩背而显露于外。

## 抬肩

抬肩又名"肩息"，指双肩随呼吸运动而起落。此症多与鼻翼翕动、张口呼吸并见，为呼吸困难的征象。抬肩多由肺气壅塞、气道不利所致，常见于哮喘、肺热喘咳、肺炎、白喉等症。

**肺气壅塞**

## 肩凝

肩凝又称"五十肩"，指 50 岁以上的人出现肩关节活动受限，致使手臂上举和外展困难的情况。肩凝多为经脉不利，气血凝滞所致。

**气血凝滞**

## 左肩下垂

左肩比右肩低，即左肩下垂的人，消化酶和激素分泌旺盛，消化功能好。但 12 岁以下儿童见此状况，易患咽喉炎、眼充血、腹泻、痢疾等病；45 岁以上女性见此状况，易患眼底出血、白内障、眼底病等而致视物模糊；45 岁以上的男性见此状况，易引起动脉硬化而患帕金森病、脑出血等疾患。

**眼病、消化系统疾病、心脑血管疾病**

## 右肩下垂

右肩比左肩低，即右肩下垂的人，消化酶和激素分泌迟缓，消化功能差。12 岁以下儿童见此状况，多数营养不良，身体消瘦，易患感冒、支气管炎、肺门淋巴结肿大、颈部淋巴结肿大等病症。

**呼吸系统疾病、消化功能差**

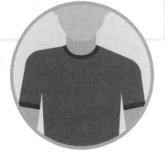

中老年男性左肩下垂可能是脑出血。

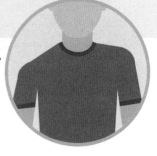

儿童见此状况，需多补充营养。

# 龟背

　　龟背指脊骨弯曲突起，形如龟的背壳，多由于先天不足，后天失养，骨髓失充，致督脉虚损，脊骨变形，属先天畸形之一；或初生小儿背部感受风寒，入于背脊，经气受阻，日久而成；亦有因小儿骨质未坚，屈背久坐，矫正不及时而患。

**先天不足、感受风寒、姿势错误**

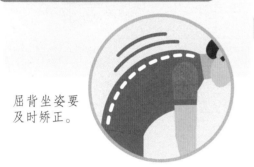

屈背坐姿要及时矫正。

# 脊柱侧弯

　　脊柱离开正中线向两侧偏曲，称为"脊柱侧弯"，脊柱侧弯可分为姿势性和器质性两种。姿势性见于儿童发育期坐位姿势不良、一侧下肢较短和肌力不平衡。在早期，脊柱曲度不固定，改变体位可使侧弯消失。器质性侧弯，可见于佝偻病、胸膜肥厚及粘连、肩部畸形等病变，但要注意，改变体位不能使器质性侧弯得到纠正。

**姿势错误或器质病变**

坐姿不良会导致脊柱侧弯。

# 背偻

　　背偻又称"大偻"，俗称"驼背"，指背部高耸，脊骨凸出，腰曲不伸。背偻多因肾虚精血不足，脊髓失养，督脉受损而致；亦可因湿热浸淫，脊背筋脉挛缩，日久而为患。

**精血不足、湿热**

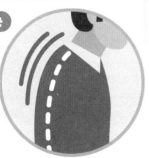

孩子出现背偻的迹象，家长应及时纠正调整。

# 脊疳

　　脊疳指背部肌肉消瘦，脊骨显露如锯齿状，此症见于疳证[①]后期，常因脾胃虚损，生化乏源，脊背失养所致。

**脾胃虚损**

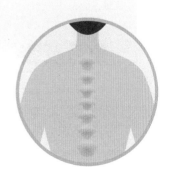

治疗以消疳为主。

---

① 疳证，是由于喂养不当或因多种疾病的影响，脾胃受损、气液耗伤而形成的一种小儿慢性病，相当于现代医学的营养不良。

## 背疽

背疽指有头疽生于脊背正中的疾病。其形状大的又称"发背"，有上、中、下之分，皆属督脉所主。上发背发于天柱骨（第4~6颈椎）之下，伤于肺，又名"肺后发"；中发背与心对发，伤于肝，又名"对心发"；下发背与脐对发，伤于肾，又称"对脐发"。其症初起皆如粟米，焮痛麻痒，伴周身拘急，寒热往来，数日后突然大肿。由外感风热火毒，或湿热蕴结于中，或肝郁气滞化火等，致经络阻塞，气血壅滞为患。

**气血壅滞**

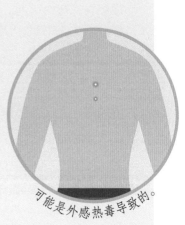

可能是外感热毒导致的。

## 搭背疮

搭背疮又称"搭手"，指有头疽生于背部及腰部之旁的疾病。其症初起为粟粒样脓点，皮色暗红，伴寒战高热，后逐渐肿胀高起，此病也有上、中、下之分，属足太阳膀胱经所司。上搭背属气郁，痰热凝结所致；中搭背由怒、忧、伤、悲、恐、惊等七情过极，郁火凝结所致；下搭背多因性生活过度，房劳不节，真阴耗损，相火内动而成。

**热证**

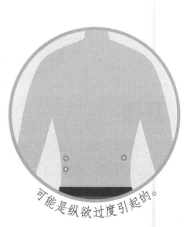

可能是纵欲过度引起的。

## 角弓反张

角弓反张是指因背部肌肉抽搐而导致身体向后挺仰，状如弯弓的表现，是全身剧烈抽搐时的身体姿态。角弓反张多见于痉病及破伤风等症。

**破伤风、痉病**

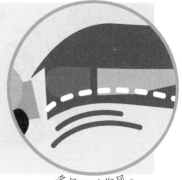

多见于破伤风。

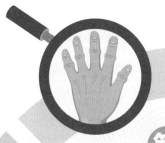

望眼睛

望牙齿

望掌纹

望四肢

望血液

望舌头

望头面

## 第五章

# 望四肢，
# 获取健康状况的情报

　　四肢是人体上下肢的总称，包括手和足。四肢内虽未含脏腑等重要器官，但由于手足是人体十二经脉必经之地，手指端与足趾端是人体阴阳交会之处，故手足是反映人体阴阳失调与否的重要部位。常言道，"十指连心"，尤其是手部，有非常丰富的神经末梢和毛细血管，脏腑气血发生病变时会从手的形态、色泽、脉络等的变化中反映出来。

　　因此，通过观察四肢可以诊断脏腑病变，提前预防疾病。

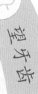

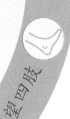

# 望四肢，反映机体多方面的病变

四肢，包括手和足，由皮、肉、筋、骨、脉等组合而成，皮毛为肺所主，肉为脾所主，筋为肝所主，骨为肾所主，血脉为心所主。由于五脏与四肢的关系密切，故五脏的虚实与病证，均可反映到四肢上来。

| 望诊小贴士 | |
|---|---|
| X 形腿—— | 佝偻病 |
| O 形腿—— | 缺钙、姿势错误 |
| 四肢瘦削—— | 痿证、鹤膝风 |
| 关节肿大—— | 痹证、正气亏虚 |
| 下肢青筋突起—— | 瘀证 |
| 四肢痿软—— | 痿证、脚气、痿躄 |
| 四肢水肿—— | 脾虚、肾阳虚 |
| 下肢红肿—— | 皮肤病 |

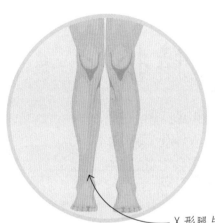

X 形腿与佝偻病有关。

## X 形腿  佝偻病

X 形腿的学名是"膝外翻"，以两下肢自然伸直或站立时，两膝内缘能相碰，两足内踝分离而不能靠拢为主要表现。造成 X 形腿的疾病很多，但 70% 以上的 X 形腿是佝偻病所致。另外，先天遗传、后天营养不良以及幼儿时期坐走姿势异常也会导致膝外翻。

## O 形腿  缺钙、遗传、姿势错误

O 形腿一般也称为"罗圈腿"，医学上称为"膝内翻"，以两下肢自然伸直或站立时，两足内踝能相碰而两膝内缘不能靠拢为主要表现。

缺钙和遗传是 O 形腿形成的两个基础原因，但更直接的原因还是在于错误的走姿、站姿和坐姿。走路外八字脚，稍息姿势站立，长期穿高跟鞋、盘坐、跪坐、蹲马步等，会给膝关节一个向外的力，而这个力会牵拉膝关节腓侧副韧带，长期如此，就会导致膝关节腓侧副韧带松弛，出现 O 形腿。

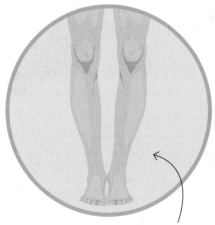

O 形腿多与缺钙或者遗传有关。

# 四肢瘦削

痿证、鹤膝风

四肢瘦削指上、下肢肌肉萎缩，枯瘦如柴的症状，常见于痿证、鹤膝风等。多由脾胃虚弱、气血亏虚而致。若四肢瘦削以肩臀部明显，伴见上肢无力，下肢行走如鸭步，体见纳差、倦怠等症状，属脾胃虚弱；若四肢瘦削伴见头晕眼花、心悸气短等症状，则为气血亏虚。此外，若素体虚弱或久病之后，出现四肢枯瘦，伴见四肢无力而颤抖、腰膝酸软、五心烦热，属肝肾阴虚；伴见形寒肢冷、溲清便溏、阳痿遗精，属脾肾阳虚。此症若见于小儿，则多是先天不足，后天失养，致肾精不足，髓海失充，筋骨肌肉失荣所致。

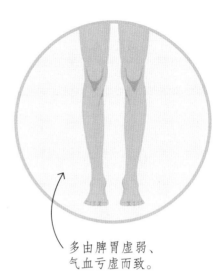

多由脾胃虚弱、气血亏虚而致。

# 关节肿大

四肢关节（肘、腕、指、髋、膝、踝等）肿大变形，伴有酸痛、活动不利。这多是痹证日久，气血不足或肝肾亏损，邪聚于关节而致。

若膝关节上下皆消瘦，独膝肿大，形如鹤膝，皮色不变者，称为"鹤膝风"。这多因经络气血亏损，风寒湿邪乘袭，痹阻于膝所致。小儿患此症，则为先天禀赋不足，阴寒之邪凝聚于膝而致。

四肢关节逐渐肿胀变粗、疼痛、活动受限、肌肉萎缩，称为"大骨节病"，俗称"柳拐子病""算盘指病"。此症好发于山区及丘陵地带，多因水土中精微缺乏，致正气亏虚，复感风寒而为患。

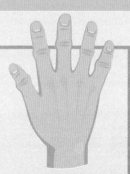

可能是风寒、湿热侵袭导致的。

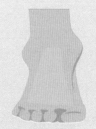

可能是精微缺乏，正气亏虚导致的。

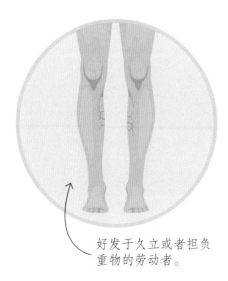

好发于久立或者担负
重物的劳动者。

# 下肢青筋突起 痿证

　　下肢青筋突起指下肢的筋脉怒张隆起，称为"筋瘤"（静脉曲张）。此症多发于小腿内侧或后侧，呈青紫色树枝状、带状或蚯蚓状弯曲、怒张，立位时更加明显，常伴有胀重感，好发于久立工作或担负重物的劳动者或处于妊娠期的女性。多由湿热或寒湿淤滞，或气虚血瘀致络道受阻，积久成形而病。下肢青筋突起，伴见下肢红肿、灼热疼痛，肢体酸困者，为湿热淤滞；伴见下肢肿痛，麻木冷痛，阴寒天气加重者，为寒湿淤阻；伴见下肢肿胀，劳累后加重者，为气虚血瘀。

# 四肢痿软

　　四肢筋脉弛缓，软弱无力，甚则出现手不能握物，足不能支撑身体，肘、腕、膝、踝等关节知觉脱失，肌肉萎缩者，多见于痿证，且以下肢痿软为多见。常因肺热伤津，或湿热浸淫，或脾胃虚弱，或肝肾亏虚，或外伤瘀血阻滞而致。

　　若腿脚软弱无力、麻木、酸痛，或拘急，或肿胀，或胫红肿、发热者，称为"脚气"[1]，又称"脚弱"。本病多因外感湿邪风毒或饮食厚味所伤，积湿生热，流注于脚，或壅阻经络，或耗损津血而成。

　　四肢痿软见于小儿者，又称"痿躄"，多见于5岁以下小儿，1~2岁的小儿发病率较高，具有传染性和季节性（以夏秋季多见）发病的特点。四肢痿软多在发热后出现，由湿热阻络、气虚血瘀而致。至于小儿软瘫（又名"五软"）中的手足软，则多由于胎儿时期禀赋不足，或后天失养而致。

---

[1] 这里的脚气和我们通常认知中的脚气不同，我们通常认知中的脚气，规范用词是"足癣"，为皮肤病的一种。

脾虚、肾阳虚

# 四肢水肿

可能是湿热下注所致。

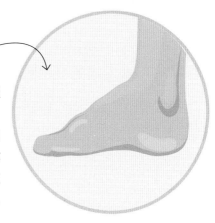

水肿是指过多的液体在组织间隙或体腔内聚集的一种病理状态，可由风水泛滥，或水湿浸渍，或湿热下注，或寒湿下阻，或脾阳不振，或肾阳衰微而致。另外，中医将因气滞而导致的水肿称为"气肿"，临床特点为凹陷性水肿，表现为皮肤紧张、发亮，原有的皮肤皱纹变浅、变少或消失，甚至有液体渗出，或以手指按压局部产生凹窝。

两足水肿，按之凹陷，皮色光亮者，为湿热下注所致；两小腿肿大，按之凹陷不起，下肢重着无力者，见于脚气病，多因寒湿下阻，或脾阳不振、水湿之邪袭入经络，壅遏气血，不得疏通而致；下肢水肿，按之凹陷不易恢复，伴纳差便溏、神倦肢冷者，为脾阳不振之象；下肢水肿，按之凹陷不起，伴腰部冷痛酸重、心悸、气促者，为肾阳衰微之候。

女性妊娠晚期出现脚部水肿，渐及下肢，延至周身头面，皮薄光亮，压痕不易起者，称为"子肿"。本病多因平素脾肾阳虚，加之胎体渐长，气机不畅，运化输布失职，水湿泛滥，流于四肢而成。若产后四肢水肿，按之凹陷不易起者，可能因气虚血亏，或气滞血瘀，或脾肾阳虚，或湿热下注而致。

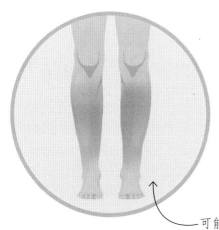

湿热下注

# 下肢红肿

下肢红肿成片，微肿作痛，按之灼热者，称为"流火"，属于丹毒一类，是一种常见的急性非化脓性炎症性皮肤病。此乃因肾火内蕴，湿热下注所致。病轻者七日开始病退，病重者伴见寒热头痛、胸闷呕恶、便秘溲赤等症。

可能是肾火内蕴，湿热下注所致。

# 观足部，了解脏腑的病变

　　足部位于下肢末端，与人体中的许多经脉有着密切的联系，观察足部可以了解身体健康的变化情况。

## 脚踝肿痛

　　脚踝肿痛是很多习惯穿高跟鞋的女性常会遇到的问题。如果有脚踝疼痛、红肿等症状，不要武断地认为根源在于穿高跟鞋，有可能它只是加剧了疾病的发展。脚踝疼痛可能是如下疾病引起的，一定要认真辨别，以免贻误病情。

### 营养性脚肿

　　由于现代人工作忙碌，时间安排紧凑，经常匆匆忙忙解决用餐，饮食缺乏合理的营养安排。长期如此，人体的消化功能就会减退，导致身体营养缺乏，出现营养性脚肿。本病常伴有贫血，同时因免疫功能减退而易发生感染性疾病，如感冒等。

### 心源性脚肿

　　心源性脚肿是心脏功能减退所致。这时检查心脏可发现有器质性杂音和心脏扩大等病理性改变。

### 类风湿性关节炎

　　类风湿性关节炎多发于女性，常见于手、足等小关节处，急性发作时，关节疼痛、肿胀明显，影响活动。

### 静脉血栓形成

　　长时间保持一个姿势，下半身血液循环受到影响，就容易出现静脉血栓。静脉血栓形成会导致脚踝部位疼痛并肿胀，有时疼痛出现在一侧，同时伴随肿胀和压痛感。

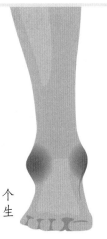

长期保持一个姿势容易发生静脉血栓。

### 下肢静脉曲张

　　下肢静脉曲张是现代社会中高发的职业病。现在大多数人在办公室办公，长期采取坐姿，缺乏运动，下半身的血液循环受到阻碍。长此以往，就容易出现下肢静脉曲张。

# 脚气

　　很多人也许都有过感染脚气的经历，不仅影响社交，而且经常奇痒难忍，还很难治愈。那么究竟是什么原因导致了脚气呢?

## 什么是脚气

　　脚气是一种常见的真菌感染性皮肤病，即足癣，也叫"香港脚"。脚气的传染途径很多，因此比较容易感染脚气，脚气的发病率也较高。通常情况下，夏季气温较高，脚部容易出汗，因此脚气常在夏季加重;冬季气温下降，出汗量下降，脚气症状也随之减轻。但由于脚气是顽固性真菌疾病，故一旦传染上，很难治愈。脚气发作后，脚趾缝间往往开始发痒起屑，甚至裂开化脓，进而转为疼痛糜烂。因此，一定要做好相关的预防和调理措施。

## 脚气的类型

　　脚气通常可分为三种:角化型、水疱型和糜烂型。

　　角化型脚气常发于脚跟，症状表现为皮肤粗厚而干燥，并有脱屑、发痒、皲裂现象。这种脚气病程较为缓慢，且难以治愈。

　　水疱型脚气常发作于脚底，这种脚气起初为饱满的小水疱，有的能融合成大疱，疱液透明，周围无红晕，发痒。挠破后可能会因继发感染而引起丹毒、淋巴管炎等。

　　糜烂型脚气常发作于脚趾之间，起初脚趾间常感觉非常潮湿，浸渍发白并会起小水疱，干涸脱屑后，剥去皮屑为湿润、潮红的糜烂面，有奇痒，容易继发感染。

　　在生活中要想远离脚气困扰，就要注意生活的细节，比如穿透气性好的鞋袜、经常洗脚、不穿他人鞋子等，防患于未然。

# 观手部，手中乾坤反映健康状况

在中医望诊中，手诊是重要的诊断方式之一。通过观察手部的纹路、形态、变化，可以了解人体脏腑器官的状态或变化。

## 望掌形诊断常见疾病

通过观察手掌形态的变化可诊断病症。健康的手掌软硬度适中，其厚薄恰到好处，红润有光泽，肌肉富有弹性。

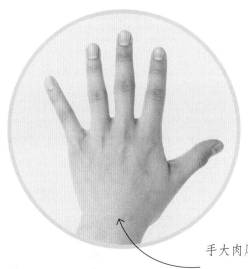

手大肉厚的人一般身体健壮。

**心脏功能比较强**

### 大手

一般人的心脏犹如自己的拳头大小，所以手指粗壮、手大肉厚的人一般心脏都比较强壮，气血循环旺盛，生活中通常爱动，身体都比较健壮。观察百岁老人的手，一般手指粗，手掌厚，全手都比正常人的手掌大。但如果身材娇小却有不协调的大手，就要小心突发性疾病，如心脑血管疾病。

**心脏功能弱**

### 小手

手比较小，且手指细长的人，由于其心脏搏动力不强，气血运行不旺，往往容易疲劳身倦，力不从心。因为气血不旺，气力不足，可能会导致人更加不爱运动，因此，这类人身体都比较瘦弱。

如果身材高大却有不协调的小手，要注意心脏功能不足，如同小马拉大车。这类人易出现血压低、头晕、心悸、疲劳、性生活不协调等症状。

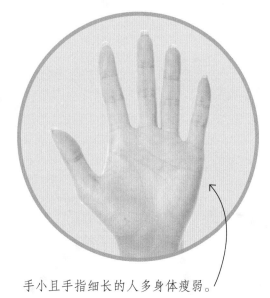

手小且手指细长的人多身体瘦弱。

**望诊小贴士**
大手——心脏功能强
小手——心脏功能弱
手掌厚实——体质强健
手掌薄弱——体质纤弱

**体质强健**

## 手掌厚实

　　手掌厚实有弹性，表示其体质强健，即使生病也容易康复；手掌厚而掌丘软则代表精力不足；手掌肌肉板硬坚实，缺乏弹性，晦暗，淤滞，提示消化系统和呼吸系统不够健康，体内代谢失调，废物积滞。

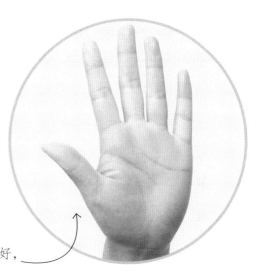

手掌厚实的人，一般体质较好，身体强健。

**体质纤弱**

## 手掌薄弱

　　手掌柔软细薄，代表一个人体质纤弱，精力有限，而且一旦生病，往往需要很长的时间才能完全康复；手掌小鱼际和小指边缘肌肉下陷，皮肤没有光泽，多表示体液不足，常见于慢性腹泻的患者。

　　手瘦人也瘦是正常的，但如果手比人瘦，手指间还漏缝，则说明消化功能弱，神经衰弱；如果手部肌肉瘦薄、冰凉，多为气血不足或阳虚；手部肌肉瘦薄、发热，多为阴虚火旺或内伤发热；如果人比较瘦，但手胖而水肿，就要小心肾脏和心脏的病变。

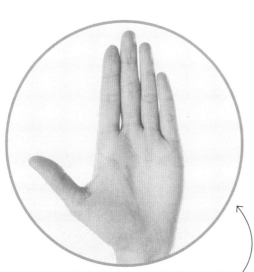

手掌瘦薄的人，一般体质虚弱，容易生病。

# 望掌色诊断常见疾病

　　掌色不仅要看手整体的色泽，而且还要观察掌纹的颜色以及脏腑对应区的颜色。掌色的变化反映人体脏腑的血液循环和气血运行状况，健康人的掌色应为淡红色，用手按压褪色后很快恢复，表明血液循环正常。掌色诊病大致可分为以下几种情况。

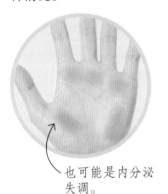

也可能是内分泌失调。

## 红白相间

**脾胃不和、肾阳虚**

　　此掌色表现为掌面红白相间，伴见皮肤表层高低不平。中医认为这是脾胃不和、肾阳虚的表现；现代医学认为这是内分泌失调的表现。若手掌红热，说明身体有炎症；若手掌呈暗红色，一般提示伤口已经开始愈合；若手掌出现暗红色偏紫，提示血液有淤滞，循环欠佳；若手掌红得发暗且浓，表示热证的重症，如肝掌。

## 掌面泛青

**肝胆病、寒证、痛证、气滞血瘀证**

　　此掌色表现为掌面泛青，伴见手感凉，多见于大鱼际中部、手掌的皮下血管处。青色主肝胆疾病，主寒证、痛证、气滞血瘀证，男性见此掌色，提示易患关节炎、急性腹痛腹泻，女性提示易患月经不调、痛经等。手掌呈暗青色，伴有掌心凹陷，提示肝郁；手掌见青绿色改变，提示肠道功能障碍；手掌见青色改变，提示肾病或贫血。

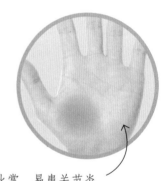

男性见此掌，易患关节炎。

## 掌色紫红

**心血管疾病**

　　此掌色表现为掌色紫红，多见于手掌心和大鱼际处，提示易患心血管疾病，面积大时应考虑严重的心脏病，如冠心病。当体内炎症得不到控制而向败血症发展时，掌色也会出现因血液微循环淤滞引起的紫红色；若中指扁平、呈方形，掌红但手心发白，可考虑是糖尿病的征象；若整个手掌呈深红色时，应考虑是高血压的表征。

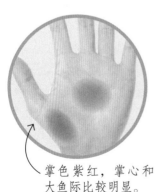

掌色紫红，掌心和大鱼际比较明显。

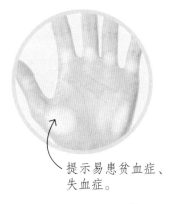

提示易患贫血症、失血症。

## 掌色苍白 虚寒、气血亏损

此掌色表现为双手掌色苍白，常见于整个掌面，属于中医的虚寒、气血亏损的范围，此手掌表示易患贫血症、失血症。手掌的大鱼际部位出现苍白区，提示慢性消化不良；长期有苍白区是经常腹痛或痛经引起的；女性手掌的小鱼际部位出现苍白区，多与月经不调、闭经、子宫功能性出血、更年期综合征等有关；十个手指根部出现苍白区，提示可能是慢性胃炎、十二指肠炎引起的疼痛。

## 掌色发黄 虚证、湿证

此掌色表现为掌色发黄，常见于整个掌面或掌心，提示脾胃、肝胆的问题，主虚证、湿证范围。此手掌提示可能易患急性肝炎、慢性肝炎、肝硬化、缺铁性贫血等；若黄中发亮、发硬，易患胆结石。现代医学研究表明，手掌发黄，通常提示患有消化系统疾病、部分肝胆疾病（黄疸型肝炎）等，也见于微量元素缺乏症、贫血、慢性出血等。

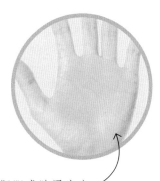

提示易患肝胆或脾胃疾病。

## 红黄杂色 肝脾免疫功能差

此掌色表现为掌面红色、黄色、青色相杂，反映肝脾功能差，往往有严重的慢性病，常伴有肿瘤、疼痛、发热、脏器瘀血肿大、骨痛抽筋、情绪波动等。此掌通常提示女性会有月经不调、痛经等症状；儿童会有夜啼、哭闹、厌食、消化不良、发育迟缓等症状；老年人有慢性或痛性疾病，并伴有炎症发作，应引起重视。

掌色红黄青色相杂。

## 掌面红润有青筋 顽固性便秘

此掌色表现为掌面颜色红润，但血管凸起，特别是大鱼际处明显，提示有顽固性便秘并直接影响心脏、肝脏，易造成动脉硬化、肝硬化、肝腹水；精神压力过大者易引起内分泌失调、失眠；手腕部出现青筋为腹部寒凝的征兆，男性会有性功能减退、不育症；女性多为痛经、月经不调、不孕症等；儿童多提示脾肾虚寒、发育不良。

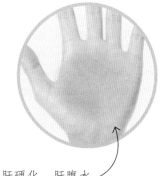

提示易患动脉硬化、肝硬化、肝腹水。

# 手指形态透露的疾病信号

指形可细分为许多类型，不同的手指形态反映不同的疾病特征，因而特殊的手指形态反映了疾病的典型特征，并可以通过其他的依据更明确地诊断疾病。

### 粗短指

手指又短又粗，直而有力，筋骨厚实，提示经脉气血旺盛，易患高血压和肝病。

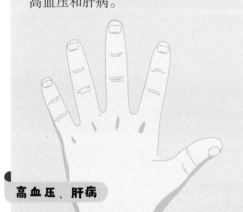

**高血压、肝病**

### 细长指

指形细长，颜色偏苍白，指显无力，提示脾胃功能差，多有偏食倾向。

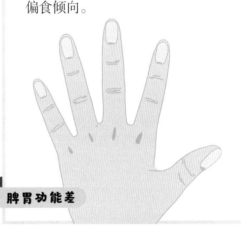

**脾胃功能差**

### 方形指

指端平直，棱角分明，指甲呈四方形，一般提示身体健康。

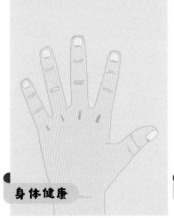

**身体健康**

### 梭形指

指节中间关节粗大，形成中间宽两头窄细的梭形，提示易患风湿、肝胆疾病。

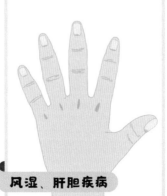

**风湿、肝胆疾病**

### 斜弯指

手指末节偏斜，常见小指和食指，提示可能患有遗传病或生殖系统问题。

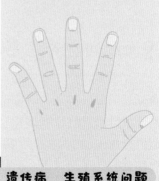

**遗传病、生殖系统问题**

## 竹节指

各个指节关节突出，整个手指形如竹节，提示易患呼吸系统疾病。

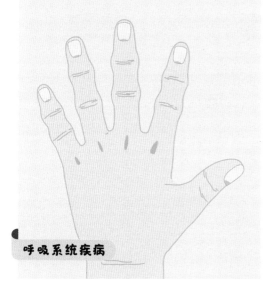

呼吸系统疾病

## 壁虎指

整个手指末节关节突出，指端部形成尖缘，手指似壁虎的头身，提示易患心脏疾病。

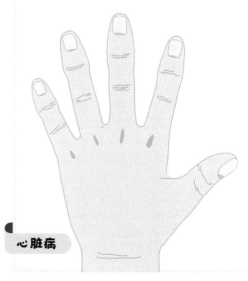

心脏病

## 鼓槌指

整个手指末节圆粗突出，指端棱角分明，似鼓槌，提示易患呼吸系统、循环系统疾病。

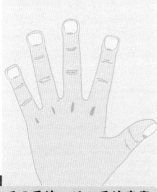

呼吸系统、循环系统疾病

## 圆锥指

指形细长，指端稍微有点尖，形状似圆锥，提示易患胸部疾病。

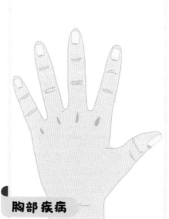

胸部疾病

## 汤匙状指

指厚而方，指尖呈汤匙状，提示易患高血压或糖尿病。

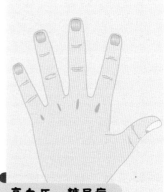

高血压、糖尿病

# 不容忽视的半月痕

　　半月痕是在指甲下方 1/5 处出现的一个奶白色的半月形，又称"健康圈"，是阴阳经脉界线，为人体精气的代表。

### 健康的半月痕

　　健康状态下，双手半月痕的数量以有 7~9 个为好；半月痕的面积占指甲的 1/5 为好；半月痕的颜色以奶白色为好，越白表示精力越好。

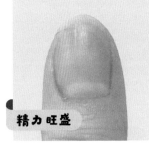

**精力旺盛**

### 过小

　　半月痕面积小于指甲的 1/5，表示精力不足，肠胃吸收功能较差。

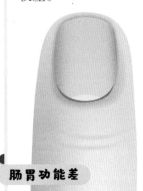

**肠胃功能差**

### 过大

　　半月痕面积大于指甲的 1/5，提示易患高血压、脑卒中等疾病。

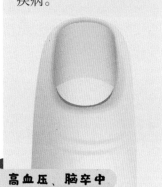

**高血压、脑卒中**

### 不完整

　　若半月痕不完整，甲面透明度降低，提示易患神经系统、血液循环障碍等疾病，如神经官能症、自主神经功能紊乱、先天性心脏病等。

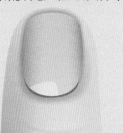

**神经系统、血液循环障碍疾病**

### 锯齿状

　　半月痕呈小锯齿状，提示易患心律失常。

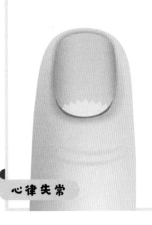

**心律失常**

### 灰白色

　　半月痕呈灰色或浊白，则提示脾胃消化吸收功能可能存在病患，且此人体质下降，容易患贫血、疲乏无力等症。

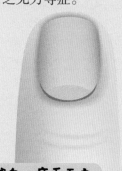

**贫血、疲乏无力**

## 发灰

半月痕发灰、发暗，提示可能有疼痛或患有高脂血症、动脉硬化等病症。

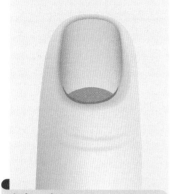

疼痛、高脂血症、动脉硬化

## 发青

十指指甲半月痕及甲身近甲根 1/3 处甲面都发青色，提示此人近期患有严重腹泻。

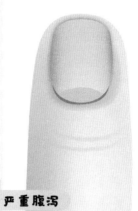

严重腹泻

## 粉红色

半月痕呈粉红色，与甲体颜色分不清，提示容易患糖尿病、甲亢等病症。

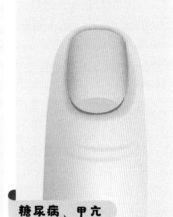

糖尿病、甲亢

## 紫色

十指指甲半月痕均为紫色，说明血液循环不畅，供血供氧不足，易头晕、头痛，也易引起心脑血管疾病。

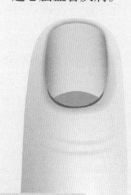

血液循环不畅

## 黑色

半月痕呈现黑色，多见于严重的心脏病、肿瘤或长期服药引起的药物和重金属中毒。

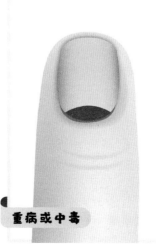

重病或中毒

## 黑红色或紫蓝色

十指指甲半月痕均呈现黑红色或紫蓝色，提示此人患有心脏疾病。

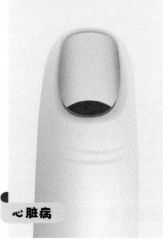

心脏病

# 指甲形态透露的疾病

指甲形态包括指甲的长宽比例和指甲的形状两个方面。指甲形态的形成多与先天遗传有关，所以从指甲形态可以大致判断出体质的先天状况。

### 标准形态

标准的指甲一般是宽三纵四的比例，同时指甲与手指指端长度的比例一般是指甲长度为手指指端长度的一半，这是美观且健康的标准甲形。

**健康**

### 长指甲

宽三纵五以上比例的指甲都属于长指甲。长此种指甲的人容易患呼吸系统疾病、消化系统疾病、神经官能症和脊椎相关疾病。

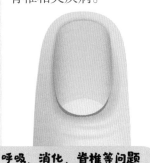

**呼吸、消化，脊椎等问题**

### 短指甲

指甲短而呈四方形，有此种指甲的人易患心脏病、神经痛、关节痛、高血压等疾病。

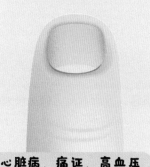

**心脏病、痛证、高血压**

### 方形指甲

指甲形状如同四方形，说明体质较差，大多提示有心血管功能障碍。

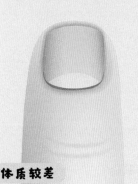

**体质较差**

### 扇形指甲

指甲像一把展开的扇子，提示成年后易患肝病、胆囊炎、十二指肠溃疡等疾病。

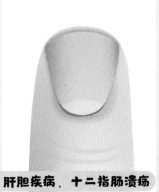

**肝胆疾病、十二指肠溃疡**

### 百合形指甲

指甲比较长，前后较小，中间部分明显凸起，形状如百合，提示消化功能差、易缺钙。

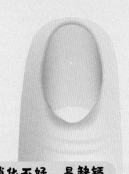

**消化不好、易缺钙**

## 圆形指甲

指甲呈圆形。有此种指甲的人表面上健壮结实，很少生病，实际上是对病症不敏感，一旦得病就很严重，如急性胰腺炎、溃疡性出血等。

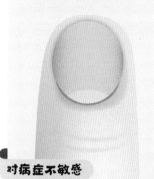

对病症不敏感

## 碗形指甲

状如扁圆形，形似饭碗样。有此种指甲的人易患呼吸道、消化道慢性疾病。

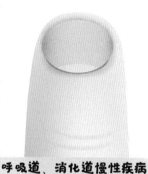

呼吸道、消化道慢性疾病

## 翘甲形

指甲前端翘起，且前高后低，前宽后窄，提示抵抗力低下，有某种免疫性缺损，长期存在某种慢性病症，尤以呼吸道炎症性疾病为多见。

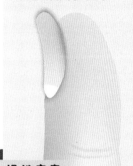

慢性疾病

## 大甲形

指甲宽大呈长方形，包裹整个指头，且指甲厚而坚硬。有此种指甲的人大多不注意自己的身体健康状况，抗病能力较强，但易患肿瘤和骨髓疾病。

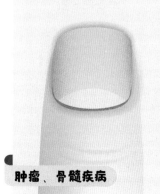

肿瘤、骨髓疾病

## 矩形指甲

指甲短而宽，呈矩形，扁平，甲皮粘连紧凑。此种指甲提示身体较为壮实，很少生病，但一旦生病则是急性重病，易得心脏病、风湿病。

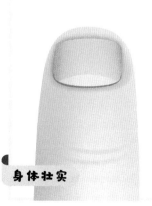

身体壮实

## 带白环形指甲

半月痕色如白玉，且面积较大，边界清晰、整齐。有此种指甲的人精神负担重，常有失眠、疲劳等症状。

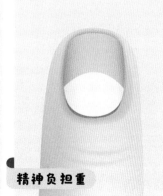

精神负担重

# 观指甲颜色，探查身体病变

人的指甲依靠血濡养维持正常的形态、色泽，依靠气机推动其运化。观察指甲颜色可了解脏腑虚实和气血的盛衰。

## 健康颜色

健康的指甲呈现浅红色，甲板光滑，润泽有神，半月痕清晰，轻按指甲迅速变白，放松后恢复红润如常。

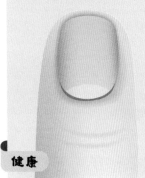

健康

## 白色指甲

甲板部分或全部变成白色，多见于寒证，提示营养不良或慢性肾病。

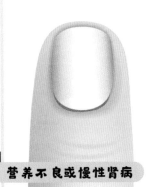

营养不良或慢性肾病

## 黑色指甲

甲板上出现带状黑色或全甲均变成黑色，提示内分泌功能紊乱、女性月经不调等。

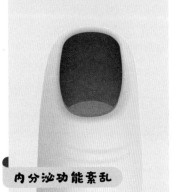

内分泌功能紊乱

## 灰色指甲

指甲呈灰色或色素沉着，提示营养不良、黏液性水肿、类风湿性关节炎等。

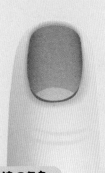

情况复杂

## 黄色指甲

黄色指甲多为患肝胆疾病后，指甲被胆汁浸染所致，提示有肝炎、胆囊炎等。

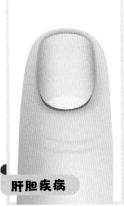

肝胆疾病

## 青紫指甲

指甲呈青紫色，多因气血淤阻所致，提示有急性传染病，如伤寒、乙型脑炎等。

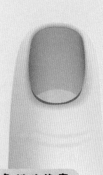

急性传染病

## 蓝色指甲

指甲呈青蓝色，提示有急性病症；指甲出现蓝色改变，多是血瘀、心肝淤阻，或肝经受邪所致。

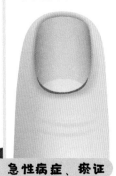

急性病症、瘀证

# 观指甲斑点，揭示健康奥秘

爪为筋之余，为肝胆之外候。通过观察指甲上的斑点可以判断一个人基本的健康状况，指甲斑点颜色越深，数量越多，说明健康状况越不好。健康的指甲应是红润光滑的，甲床没有斑纹、瘀点，如果出现斑纹或瘀点，可能是身体健康状况出现了问题。

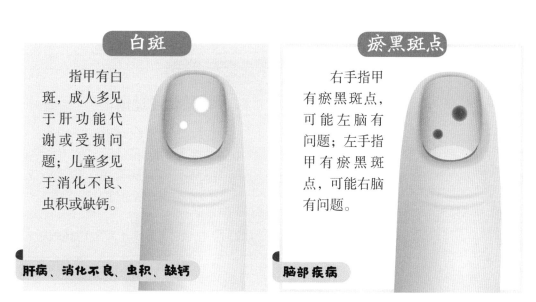

**白斑**

指甲有白斑，成人多见于肝功能代谢或受损问题；儿童多见于消化不良、虫积或缺钙。

肝病、消化不良、虫积、缺钙

**瘀黑斑点**

右手指甲有瘀黑斑点，可能左脑有问题；左手指甲有瘀黑斑点，可能右脑有问题。

脑部疾病

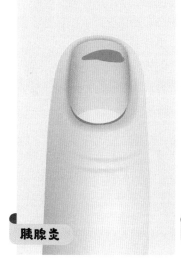

**片状红带**

十指指甲前端有片状红带出现，可能是胰腺炎的信号。

胰腺炎

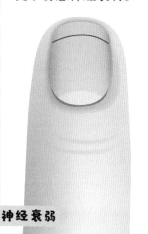

**红线**

手平放时，在指甲上方出现一条红线，多属阴阳失调，提示易患神经衰弱。

神经衰弱

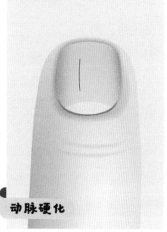

**纵黑线**

拇指指甲面出现一条不凸起的纵黑线纹，提示可能患有动脉硬化。

动脉硬化

# 辨掌纹线，了解健康的变化

掌纹就是指手掌上的纹线，可以分为主线、辅线和病理纹。主线是与生俱来的，包括生命线、智慧线和感情线。辅线是后天现实因素造成的，包括健康线、性线、干扰线等。病理纹指特殊的纹理符号，包括"十"字纹、"井"字纹、"米"字纹等。

## 感情线，揭秘呼吸系统

感情线，又称"心线"，起于手掌尺侧，从小指掌指褶纹下1.5~2厘米处，以弧形、抛物线状延伸到食指与中指指缝之间下方。

### 标准感情线

感情线以深长、明晰、颜色红润、分支少为正常。此线主要表现呼吸系统、心脑血管状态和中枢神经功能，也可反映生殖系统、视神经等疾病。

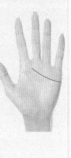

### 过长或过短

感情线过长直达巽宫的人，多患有胃肠自主神经功能紊乱症。

巽宫

感情线过短，提示心脏功能衰弱。

## 智慧线，反映心脑、神经系统健康状况

智慧线，又称"脑线"，起于食指第三指关节腔的边缘，向小鱼际呈抛物线延伸，伸向中指、无名指或小指下方。

### 标准智慧线

智慧线以微粗、明晰不断裂、微微下垂、颜色红润为正常。此线主要提示心脑的健康状况，代表人的思维能力、反应能力、记忆能力和适应能力。

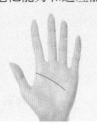

### 过长或过短

智慧线过长，超出无名指以外，表示用心、用脑过度。男性易患神经衰弱导致的性功能下降，女性易患内分泌紊乱导致的精神障碍。

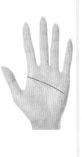

智慧线过短，没有超过中指中轴线，反映人体的血管舒缩功能障碍，肝火较盛。

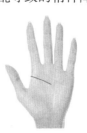

# 生命线，体现生命力盛衰

生命线起源于食指与拇指之间，呈抛物线形，一直向手腕延伸。此线的长、短、粗、细的变化与机体的免疫功能和遗传状态有密切的关系，是反映身体强弱的重要标志。

## 标准生命线

标准生命线的手纹线条深刻明显，清晰不断，呈粉红色，逐渐变细消失。生命线主要反映身体强弱，体现生命力的盛衰，并非寿命的长短。

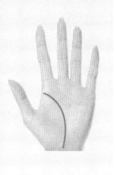

## 较长

长的生命线一般视为健康长寿的征兆，表示此人的健康状况较佳，预示着健康。

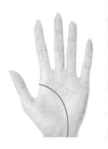

## 较短

较短的生命线往往表示早年体能恢复比较快。由于早年消耗过大，不注意保养，中年以后容易感觉体力衰退。

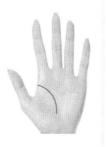

# 健康线，预示抵抗力强弱

在掌纹诊病过程中，健康线是预测、诊断疾病发生、发展的一条非常重要的线。此线主要反映肝脏免疫功能、机体抵抗力的强弱、身体状况的好坏。

## 标准健康线

健康线起于大、小鱼际交接处，斜行向小指方向延伸，且不接触感情线和生命线。这条线长短不一，一般手上没有这条线比较好。

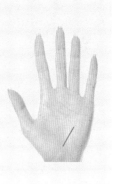

## 呈链条状

健康线呈链条状且延伸至小指，多表示肺功能亏损，提示易患呼吸系统疾病。

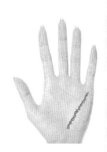

## 断断续续

健康线断断续续，表示消化功能衰退。若此线断断续续且延伸至小指，表示可能有脾胃方面的慢性疾病。

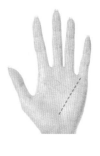

## 病理纹，提示疾病的信号

### "十"字纹——疾病处于早期

巽宫出现"十"字纹，提示可能患有胆囊炎。

震宫出现"十"字纹，提示可能患有急性胃炎。

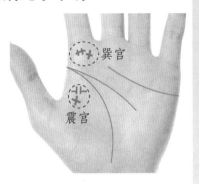

**形状** "十"字纹是由两条短线相交成"十"字形，或一长一短的线相交成不规则的叉形。

**病理提示** "十"字纹的出现，表示某脏器功能失调，多处于疾病早期。

### "井"字纹——慢性疾病已经形成

巽宫出现"井"字纹，提示可能患有胆囊炎。

震宫出现"井"字纹，提示可能患有慢性胃炎。

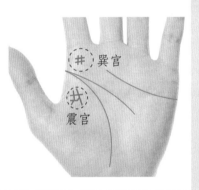

**形状** "井"字纹是由四条短线构成的像"井"字的纹线。

**病理提示** "井"字纹一般提示患有慢性炎症，表明炎症时间较长，变化很缓慢，但还没有发生实质性变化。

### "米"字纹——脏器气滞血瘀

离宫出现"米"字纹，提示可能有心肌缺血。

震宫出现"米"字纹，提示可能患有胃溃疡。

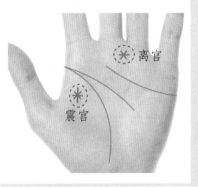

**形状** "米"字纹多由三四条短线组成，同时也包括"米"字纹变形的一些纹线。

**病理提示** "米"字纹提示某脏器存在气滞血瘀的现象。

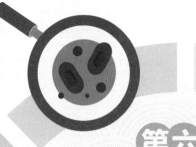

望眼睛

望掌纹

第六章

# 望排出物、血液，预防小病变大病

望牙齿

大便、小便、痰、鼻涕等排出物，虽然人们避之不及，但是它们的形状、颜色、性质、数量等，都可以用来判断身体是否发生了疾病以及病变部位、病变原因、疾病性质等具体病情。血常规、尿常规和粪便常规更是当代临床三大常规检查。血液被称为"生命之液"，人体的血液广泛地存在于心脏、动脉、毛细血管和静脉中，不间断地将营养物质、氧气带到人体细胞中，维持人体正常的生命活动。因此排出物望诊和血液望诊对协助诊断疾病十分重要。

望血液

望四肢

望舌头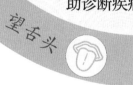

望头面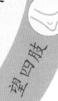

# 眼睛分泌物异常

眼分泌物主要来自泪腺、睑板腺、眼表细胞分泌的黏液及脱落的眼表上皮细胞等，根据分泌物的数量、性状等的不同，可以大致掌握一些眼部疾病的信息。

## 泪液分泌异常

中医认为眼泪也为人体津液之一，其正常与否，可以反映机体津液的盛衰。正常情况下，眨眼这一动作不断地把泪液均匀地涂布于眼球表面，再经泪小管和泪囊，使泪液流入鼻腔。出现泪液分泌异常，主要是受以下几种情况影响。

情绪激动时眼泪夺眶而出，或咳嗽、打哈欠时引起流泪，这是正常的生理现象，是由于生理反射引起的。

面瘫或重症肌无力患者，常因眨眼障碍而见眼角蓄泪。

泪液分泌过多常因眼部和角膜受到化学和物理刺激，以及眼内、泪腺炎症引起。某些全身性疾病如甲亢、结核病等也可使泪液增多。

因泪道阻塞而引起的流泪称之为"溢泪"。常见的病因是炎症，多伴有黏液或脓液流出；其次是外伤溢泪，肿瘤引起者较少见。

泪液分泌过少分为以下几种情况：未满两个月的婴儿因泪腺尚不发达故哭而无泪；两个月以上的孩子或成人表现为泪液干少、欲哭无泪，或眼睛干涩、羞明畏光者，多因泪腺分泌障碍，或泪腺开口阻塞造成。

# 眼屎过多的原因

早晨起来眼皮被粘住了，通常都是太多的眼屎在作怪。有眼屎通常是因为眼分泌物过多。根据分泌物的黏稠度、颜色等性质，可以将其分类，不同性质的分泌物可以反映眼部疾病的大概性质。

## 水样分泌物

水样分泌物为稀薄稍带黏性的水样液体，若有内眦赘皮、倒睫、睑内翻、睑外翻等，就会引起水样分泌物增多。这种分泌物增多往往提示病毒性结膜炎、早期泪道阻塞、眼表异物、轻微外伤等。

## 黏性分泌物

黏性分泌物常出现在干眼症和急性过敏性结膜炎患者身上，多表现为黏稠白色丝状物质，与常用的胶水性状十分相似，可能还会伴有异物感、眼痒等症状。尤其是过敏性结膜炎患者，清晨醒来时，甚至可以从眼睛里拉出丝状分泌物来。

## 黏脓性分泌物

黏脓性分泌物是较为黏稠的略带淡黄色的物质。这类分泌物增多，应考虑患有慢性过敏性结膜炎、沙眼的可能。

### 温馨提示

通常长时间用眼不休息，眼睛的分泌物就会增多，在眼角积聚眼屎，所以平时应该注意用眼卫生，不要让眼睛过度疲劳。

## 脓性分泌物

脓性分泌物的出现常提示有细菌的感染，须及时到医院就诊。新生儿出生3~4天内，如果双眼出现大量脓性分泌物，多提示淋球菌性结膜炎，俗称"脓漏眼"。泪囊炎患者也常出现脓性分泌物，一般集中在内眼角。

## 血性分泌物

如果发现眼分泌物呈淡粉色或明显的血红色，应该考虑是否有眼睛外伤，也有可能是急性的病毒感染引发的。

# 望鼻涕，诊断疾病

鼻涕是鼻腔的一种正常分泌物，由鼻黏膜下面的鼻腺分泌。鼻涕有湿润鼻腔并阻挡空气中的灰尘和细菌进入鼻腔的作用，是身体不可或缺的。

## 望鼻涕的颜色

正常的鼻涕呈透明状，没有颜色，若存在感染等问题，鼻涕颜色可能变成黄色、绿色等，应引起重视。

### 鼻涕呈黑色

鼻涕呈黑色一般是由于吸入黑色的粉尘所引起的。

**吸入粉尘**

### 鼻涕呈绿色的痂片状

鼻涕呈绿色的痂片状一般是萎缩性鼻炎的表现。

**萎缩性鼻炎**

### 鼻涕呈白色的豆渣状

鼻涕呈白色的豆渣状一般是干酪性鼻炎的征象，并发感染时会产生很大的臭味。

**干酪性鼻炎**

### 鼻涕呈微黄或淡绿色

微黄或微绿色鼻涕多见于鼻窦炎。如果鼻涕呈透明状，且没有感冒、鼻塞、头痛等症状出现，可能是过敏性鼻窦炎的表现；如果眼睛周围出现了水肿，说明病情比较严重。得了鼻窦炎要抓紧治疗，以免诱发哮喘、支气管炎、肺炎等呼吸系统疾病。

**过敏性鼻窦炎**

### 鼻涕带血

鼻涕如果带有稀薄的血水，可能是过敏性鼻炎的表现；如果鼻涕中的血呈红色或紫红色，且出血量不多，则可能是鼻癌的征兆，尤其是40岁以上的人，要格外小心，发现这种情况就要及时去医院检查。

**鼻炎、鼻癌**

# 望鼻涕的性状

鼻涕的成分主要是水，还混合一些其他物质，正常的鼻涕是像米汤一样的黏液。如果鼻涕太脓或太清，都是不正常的表现。

## 鼻涕呈黄脓状

黄脓状鼻涕多见于伤风感冒、慢性鼻炎或鼻窦炎等病症，如发生在小儿身上，则可能是鼻腔内有异物的表现。

**鼻炎、感冒**

## 鼻涕呈清水状

一般在感冒初期或急性鼻炎的早期会出现清水鼻涕，如果同时出现鼻塞、打喷嚏、轻微咳嗽等症状，则是过敏性鼻炎发作期的表现。此外，也会出现于颅脑外伤或鼻部手术之后。

**鼻炎、感冒早期**

## 鼻涕呈黄水状

鼻涕呈黄水状可能是上颌窦囊肿引起的。黄水为上颌窦囊肿破裂而流出来的浆液性囊液，一般出现在单侧鼻腔，且间歇性流出。

**上颌窦囊肿**

## 鼻涕呈黏液状

鼻涕呈黏液状一般是慢性单纯性鼻炎的表现。

**慢性鼻炎**

## 鼻子干燥

### 1. 环境因素
鼻子干燥与环境因素有很大的关系。

### 2. 缺乏维生素
鼻子干燥可能是缺乏维生素引起的。如果人体内缺乏维生素 B，就会出现鼻子干燥的症状。

### 3. 抽烟饮酒
如果长期大量抽烟和饮酒，很容易就会导致人体内激素分泌紊乱，导致人体水分流失过多，引起鼻子干燥的症状。

### 4. 疾病原因
萎缩性鼻炎的典型症状之一就是鼻腔干燥。

**多种原因**

# 吐口痰，辨别呼吸系统问题

痰是呼吸道受到刺激分泌的液体。一般认为，痰液的量、颜色、黏稠度等常随病因、病变性质及组织的受损程度的不同而发生变化。因此，通过观察痰液的性质，有助于诊断疾病。

## 黄痰与慢性支气管炎

黄痰一般是热痰，质地比较黏稠，偶尔带有血丝。热邪侵肺或体质偏热，会使津液烧灼而成黄黏痰，还会伴有怕热喜凉、口渴、小便黄赤、便秘、口臭等表现。黄痰是慢性支气管炎的表现之一。慢性支气管炎多是由于肺脏虚弱，或他脏有病累及于肺。不同的原因都有可能引起慢性支气管炎，主要有以下几种因素。

### 有害气体刺激气道

空气中有害气体对气道黏膜上皮均有刺激和损害作用。其他粉尘如二氧化硅、煤尘、蔗尘、棉屑等亦可刺激、损伤支气管黏膜，使肺清除功能遭受损害，为细菌感染创造条件。

### 感染

感染是引起慢性支气管炎并促使其发展的重要因素之一，多是病毒感染和细菌感染。病毒感染以流感病毒、鼻病毒、腺病毒和呼吸道合胞病毒为常见；细菌感染以肺炎链球菌、流感嗜血杆菌、卡他莫拉菌及葡萄球菌为多见。

### 过敏因素

花粉、有机粉尘、动物皮毛及排泄物等致敏物进入人体后也可以导致慢性支气管炎的发生。

### 其他因素

慢性支气管炎急性发作于冬季较多，因此气象因素应视为发病的重要因素之一。长期吸烟、自主神经功能失调、年龄增大、免疫功能异常也与慢性支气管炎的发生有一定的关系。

# 望痰的颜色

## 粉红色痰液

红色或棕红色痰液提示痰液中混有血液或有血红蛋白存在，而粉红色痰液一般提示患有肺水肿。引起肺水肿的原因很多，例如给患者静脉输液时速度过快，致使大量液体在短时间内进入肺部，就会发生急性肺水肿。

**肺水肿**

## 铁锈色痰液

铁锈色痰液提示可能患了大叶性肺炎。大叶性肺炎开始时呈阵发性干咳，不久有少量黏液痰，发病后2~3日由于肺泡内血浆和红细胞渗出，咳出典型的铁锈色痰，随后痰液变成黄色，呈黏液性，一般伴见高热持续不退、胸痛。

**肺炎**

## 黄绿色痰液

痰呈黄绿色，可能是上呼吸道感染等原因导致。一般细菌感染会咳黄绿色的痰，还会伴有寒战、发热等表现。若伴有咳嗽、呼吸困难、胸痛等症，提示可能为支气管炎；若伴有咽痛，提示可能为急性咽炎。

**上呼吸道感染**

## 白色痰液

白色痰液提示可能是感染白色念珠菌引起的支气管炎或肺炎。白色念珠菌平时寄生于人的呼吸道与消化道，与其他细菌正常存在，一般情况下不会致病。当身体虚弱或大量、长期使用某些抗生素时，其他细菌被抑制，白色念珠菌却能大量繁殖，就由本来不致病的细菌转变成了致病菌。

**细菌感染**

## 巧克力色痰液

巧克力色痰液提示可能患了阿米巴痢疾。阿米巴痢疾是阿米巴原虫导致的肠道传染性疾病，会引起肝脓肿和肺内支气管破溃，故有巧克力色痰液。

**阿米巴痢疾**

## 绿色痰液

绿色痰液提示患了黄疸、干酪性肺炎，或是肺部感染了铜绿假单胞菌等。铜绿假单胞菌是常见致病菌，而且对于免疫受损的患者，感染铜绿假单胞菌具有很高的发病率和致死率。

**黄疸、肺炎、细菌感染**

## 黑色或灰色痰液

气管内存在着较多的粉尘，当痰液从气管内排出时，就会混有灰尘、煤尘或烟尘，表现为黑色或灰色痰液。该痰液常见于煤矿、风钻、锅炉工人或多煤烟区的居民或大量吸烟者。这部分人群在劳动和生活中，应加强自我保护意识。

**吸入粉尘**

# 望痰的数量

痰液少，但比正常时多，可见于上呼吸道感染、急性支气管炎、肺炎早期等症。

痰液多，量大，可见于肺脓肿、慢性纤维空洞型肺结核、肺水肿、支气管扩张等症。

痰液由少变多，提示疾病没有被控制住，或者有新的感染。

痰液由多逐渐变少，提示病情趋向好转。

如果痰液由多突然减少，同时伴有体温升高等症状，很有可能是支气管有阻塞现象，造成引流不畅。这种情况要引起重视，此时首先要查明病因，其次要加强呼吸道引流措施，使痰液排出，而不能盲目增加或频繁更换抗生素。

# 望痰的性状

## 黏液性痰

黏液性痰即痰呈无色或淡白色透明的黏液状，质地黏稠，有泡沫，痰量多，多见于上呼吸道感染、急性支气管炎、肺炎早期及慢性支气管炎。

## 浆液性痰

浆液性痰，其痰稀薄且透明，有泡沫。多见于无严重合并感染的支气管扩张症，痰量多，易咳出。

## 脓性痰

脓性痰，其痰呈黄色或黄绿色黏稠的块状，或不透明的脓液状。多见于肺脓肿、支气管扩张症或慢性纤维空洞型肺结核、肺癌晚期合并有严重感染时。

## 黏液脓性痰

黏液脓性痰即痰呈淡黄色块状。多见于感冒、支气管炎及肺炎恢复期。

## 浆液脓性痰

浆液脓性痰分三层，上面为泡沫脓块，中间为稀薄浆液，下面为混浊的脓渣及坏死物质。多见于合并感染的支气管扩张症，痰以晨起为多。

## 血性痰

如果痰中带鲜红血丝，多见于肺结核或支气管扩张症，咽喉部位有炎症时也可出现这种现象；黑色血痰，多见于肺栓塞；血性泡沫样痰，可见于肺水肿；长期痰中带血，或伴有胸痛、乏力、消瘦，要警惕支气管肺癌；如果清晨起床后第一口痰中带血丝或小血块，要警惕鼻咽癌。

## 🔍 陈皮山楂麦芽茶

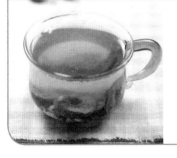

陈皮、山楂、麦芽、冰糖各10克。将陈皮、山楂、麦芽一起放入锅中，加适量水，大火煮开后转小火继续煮20分钟，加入冰糖，小火煮至冰糖溶化即可。

山楂、陈皮、麦芽都具有祛湿润燥、行气健脾、止咳化痰的作用，可以泡水饮用。

# 看出汗状况诊断疾病

汗液可以调节体温、排泄体内废物以及湿润皮肤。中医认为汗和血是同源异流之物，并明确指出"汗为心液"。因此，观察病理状态下的汗，对于了解阳气的盛衰、阴津的亏盈以及邪正斗争的情况等有重要的意义，并且，有些疾病的预后吉凶也可根据汗液状况来判断。

## 多汗的原因

多汗一般出现在剧烈运动或遇到高温时，如果平常不运动也会大量出汗，则有可能是身体出现某些疾病导致排汗系统出现异常。多汗会影响到正常的生活和工作，使人感到非常苦恼。导致多汗的常见原因如下。

### 全身性疾病

由全身性疾病造成，如内分泌失调引起的甲亢、糖尿病、垂体功能亢进；感染引起的疟疾、结核等；长期生病造成体质虚弱。这些全身性疾病得到控制后，多汗的情况就能得到解决。

### 精神性出汗

精神性出汗与高度紧张和情绪激动有关，为交感神经失调所致，内服一些镇静药物能暂时性地抑制出汗，但有口干等副作用。

### 味觉性出汗

味觉性出汗属于一种生理现象，是吃到某些刺激性的食物，如辣椒、大蒜、生姜后引起的出汗。一般不必治疗，只需忌口。

# 盗汗的原因

　　盗汗，是指入睡以后汗出异常，醒后汗泄即止的一种病症。"盗"有偷盗的意思，古代医家将这种异常流出的汗液比作夜里鬼鬼祟祟的盗贼，每当人们入睡或者刚睡着时，就偷偷地泄出来。

## 生理性盗汗

　　生理性盗汗多见于幼儿，因为幼儿皮肤娇嫩，所含水分较多，毛细血管丰富，新陈代谢旺盛，自主神经调节功能尚不健全，活动时容易出汗。如果在入睡前活动过多，或者在睡前进食，睡觉时汗腺的分泌也会增加，入睡后出汗就比较多。此外，室内温度过高，被子盖得过厚，或使用电热毯均会引起睡时出大汗。

## 病理性盗汗

　　入睡后于半夜出汗，往往由血钙偏低引起。血钙偏低容易使交感神经兴奋性增强，好像打开了汗腺的"水龙头"，在佝偻病患者中多见。中医认为盗汗主要是烦劳过度，失血量过大，以及邪热耗伤导致的肾阴亏虚、虚火上炎，从而出现盗汗。

# 不出汗的原因

　　流汗是人在不同的温度环境下调节身体温度的正常现象。出汗可以帮助调节体温，因此如果从来不出汗，就可能是身体出现了问题。多是以下原因导致。

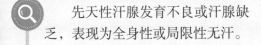

　　先天性汗腺发育不良或汗腺缺乏，表现为全身性或局限性无汗。

　　某些皮肤病，如严重的鱼鳞病、硬皮病、麻风病、放射性皮炎、皮肤萎缩等，能引起局限性无汗。

　　神经损伤，如横贯性脊髓炎、脊髓灰质炎、截瘫等，均会引起全身性或局限性无汗。

　　一些内脏疾病，如糖尿病、尿崩症、慢性肾盂肾炎、黏液性水肿、恶性肿瘤等，以及维生素A缺乏，也会引起全身性无汗。

# 望大便，诊断常见病

大便是经肛门排出的由人体消化过的食物残渣。正常人的大便硬而不干燥，润而不清，臭而不秽，颜色黄或棕黄。从饮食入口到大便排出，需要许多脏器的参与，因此，观察大便的情况，可以了解体内诸多脏腑的病变。

## 望大便的颜色

大便颜色的变化与疾病有着十分密切的关系。健康的人，大便呈棕黄色，这是因为健康人的大便中夹杂有粪胆素。如果大便颜色呈现为其他颜色，则可能是疾病的信号，需多加关注。常见异常颜色如下。

### 白色或灰白色大便

白色或灰白色大便说明胆汁的排泄受到了阻碍，提示胆道有梗阻现象，可能患有胆结石、胆道肿瘤或胰头癌等疾病。此外，灰白色大便还可见于钡餐造影后，这并非疾病所致，属正常情况。

胆结石

### 白色淘米水样大便

白色淘米水样大便即大便呈米泔水样无粪质的白色混浊液体，且量多，常见于霍乱患者，也可见于急性肠炎。

传染病、肠炎

### 白色油脂状大便

大便为白色油脂状且伴大便量多，并有恶臭，常见于胰源性腹泻或吸收不良综合征。

腹泻、吸收不好

### 白色黏液状大便

大便像鼻涕冻样，色白透明，提示患有慢性肠炎、肠息肉或肿瘤。

肠炎、肠息肉

### 淡红色大便

大便像洗肉水样，多见于夏季，可能因为食用某些被副溶血性弧菌污染的腌制品导致，而由沙门菌感染引起的腹泻也会出现淡红色大便。

细菌感染

## 绿色大便

如果大便呈绿色且混有脓液，是急性肠炎或细菌性痢疾的表现。腹部大手术后或接受广谱抗生素治疗的患者，如果突然出现带腥臭味的暗绿色水样便，并有灰白色片状半透明蛋清样薄膜，提示可能是金黄色葡萄球菌肠炎。此外，吃了大量含叶绿素的食物，或肠内酸性过高，也会使大便变成绿色。

肠炎、痢疾

## 深黄色大便

深黄色大便多见于溶血性黄疸，即红细胞大量破坏所产生的黄疸。它常伴有溶血性贫血，可由红细胞先天性缺陷、溶血性细菌感染、恶性疟疾、配错血型的输血、某些化学药品或毒素的中毒、免疫反应（包括自体免疫）等引起。

黄疸

## 鲜红色大便

鲜红色大便常见于下消化道出血。大便外层粘有鲜血，量少，并伴有剧痛，便后疼痛消失，多是患有肛裂；如果血色鲜红，量多少不一或呈血块，附在大便外层，与大便不相混，用水可将血液或血块冲走的，多是内痔出血所致。

下消化道出血

## 暗红色大便

暗红色大便由血液和粪便均匀混合而成。常见于阿米巴痢疾、结肠息肉或结肠肿瘤。此外，某些特殊性疾病，如血小板减少性紫癜、白血病等，使身体凝血机制发生障碍，也可导致便血，这种便血一般呈暗红色，有时呈鲜红色，且常伴有皮肤或其他器官的出血现象。

痢疾、结肠疾病

## 黑色大便

大便黑如马路上的柏油色，是上消化道出血的常见症状，常见于胃溃疡、十二指肠溃疡、胃黏膜脱垂等疾病。另外，食用过多的肉类、菠菜，或者口服铁剂、铋剂、活性炭等药物，大便也可呈黑色。

上消化道出血

### 中医看大便颜色

大便颜色老黄为热；颜色白者为脾虚；颜色红如桃酱者为血热；颜色黑如胶漆者为淤积。

# 望大便的形状

　　健康人的大便一般是成形且不干燥的，多是圆柱形或者是像香蕉一样，软硬适中，这说明胃肠功能正常。如果身体出现疾病，大便的形状也会发生改变，要多加注意。

## 稀水样大便

腹泻

　　稀水样大便可见于消化不良或肠道滴虫病所致的腹泻，如果同时有黏液、脓血出现，则应考虑急性肠炎；小儿出现黄绿色水样带白色小块（系未消化的脂肪等）和黏液样粪便，称"蛋花样大便"，每日可排5~10次，此由消化不良或轮状病毒感染引起。

## 溏薄样大便

慢性结肠炎

　　慢性结肠炎患者的大便多呈溏薄状；受寒后，或多吃冷食、喜吃油腻滑肠之物的人，其大便常变软或溏薄。如果大便稀溏，每日天未亮时出现泄泻，称为"五更泻"，中医认为这是肾阳虚所致。

## 食糜样大便

腹泻

　　食糜样大便是因肠道蠕动亢进或分泌液增加所致，可见于感染或非感染性腹泻。

## 羊粪状大便

阴津不足

　　大便坚硬，不易排出，主要是高热或久病之后及老年人阴津不足引起的；小孩不喜欢吃蔬菜，缺乏膳食纤维，也容易引起大便干结。中医认为，大便干结多为内热或阴津不足所引起。

## 细条、扁平带状大便

直肠肿瘤

　　经常排细条、扁平带状大便，说明直肠或肛门狭窄，多见于直肠肿瘤。大便一侧如果有沟纹，标志着直肠肛门有赘生物，应警惕直肠癌。

**大便的性状可以帮助医生推断病变的部位**

1. 大便稀薄如水状，多为小肠腹泻。
2. 大便如粥样或稀泥状，多为回盲部病变。
3. 大便含有泡沫，多为小肠消化不良。
4. 大便如干粥样，多为结肠病变。

# 腹泻

　　中医将腹泻称为"泄泻"，认为该症主要是感受外邪、饮食所伤、情志失调、脾胃虚弱、命门火衰等原因导致脾虚湿盛，脾失健运，大小肠传化失常，升降失调，清浊不分而成泄泻。

　　腹泻以大便清稀为临床特征，或大便次数增多，粪质清稀；或便次不多，但粪质清稀，甚至如水状；或大便清薄，完谷不化，便中无脓血。常兼有脘腹不适、腹胀腹痛、肠鸣、食少纳呆、小便不利等症状。在诊断腹泻时，应注意以下几种情况。

## 注意病程和大便次数

　　凡起病急，病程短，腹泻次数多，多为急性腹泻；凡病程较长，腹泻次数较少，多为慢性腹泻。

## 注意腹泻与腹痛的关系

　　急性腹泻常有腹痛，尤以感染性腹泻明显；分泌性腹泻往往无明显腹痛；细菌性痢疾，多为腹泻伴左下腹疼痛；阿米巴痢疾多为腹泻伴右下腹疼痛；小肠疾病的腹泻疼痛常在脐周，便后腹痛缓解不明显；结肠疾病疼痛多在下腹，且便后疼痛常可缓解或减轻。

## 注意腹部有无肿块，以及肝脾有无肿大

　　腹泻患者，如果腹部触及肿块，应考虑肿瘤；如果触及肝脾肿大，在血吸虫病流行区域，应首先考虑为血吸虫病。

## 注意伴随症状

　　急性腹泻，伴有发热等全身症状，多提示患有肠道细菌感染、食物中毒等疾病；而慢性腹泻伴有发热者，常提示患有慢性细菌性痢疾、阿米巴痢疾、血吸虫病、肠结核、结肠癌等疾病。一般而言，细菌性痢疾多见里急后重[1]的症状，而肠炎则多无里急后重的症状。

---

[1] 为一种临床常见的排便异常症状，主要表现为肛门坠胀，便意频繁但排便不畅。

# 便秘

排便次数减少，一般每周少于3次，且粪便干燥、坚硬、不易解出，就称为"便秘"。便秘分功能性便秘和器质性便秘两种，临床上以功能性便秘发生者居多。

## 功能性便秘

功能性便秘又称为"习惯性便秘"，其原因有以下几种。

1. 不良的饮食习惯，使得摄入膳食纤维过少，因而肠道所受刺激不足，反射性蠕动减弱，形成便秘。

2. 精神抑郁或过分激动，会产生便秘。

3. 经常强忍便意，排便不定时，排便场合和排便姿势不当，以及经常服用强泻剂或灌肠等，可造成直肠反射敏感性减弱，以致虽有粪块进入，但不足以引起有效的神经冲动而造成便秘。

4. 长期卧床或活动量太少，会造成便秘。

## 器质性便秘

器质性便秘是因器质性病变引起，常见的原因有以下3点。

1. 肿瘤、肠粘连、巨结肠等引起的肠梗阻。

2. 直肠肛门疾病，如炎症、痔疮、肛裂等。

3. 肠道外疾病压迫肠道，如卵巢囊肿、子宫肌瘤、腹腔内巨大肿瘤或腹水等。

对于器质性便秘患者，可结合下列症状进行初步诊断。

1. 排便习惯一向正常的中老年人，无其他原因而有顽固性或进行性便秘，粪便变细或混有血液时，就应考虑患结肠癌或直肠癌的可能。

2. 慢性便秘和腹泻交替发生，并伴有腹痛、发热、消瘦的患者，应考虑患有肠结核。

3. 便秘时伴有急性腹痛、腹胀、呕吐的患者，应考虑肠梗阻。

4. 便秘，且粪块细小，分节呈羊粪状，常为结肠痉挛或肠易激综合征的表现。

# 望小便，诊断人体异常病症

小便，即尿液，是人体代谢排出物之一。正常人尿液的颜色为淡黄色，呈透明状，无沉淀混浊现象。由于从水液的纳入到小便的排出，要依靠许多脏腑的参与，因此，不仅是泌尿系统疾病，其他一些人体异常情况也可引起尿液的变化。

## 望小便的颜色

### 小便无色

小便无色可能是糖尿病、慢性间质性肾炎、尿崩症的信号。当然，也可能是饮水太多的缘故，应注意鉴别。

### 小便色白

小便色白常见于脓尿、乳糜尿和盐类尿。盐类尿多见于小儿，因尿中含大量的磷酸盐或尿酸盐所致，属正常生理现象，多饮白开水后可消失。其他属病理现象，应及时就医。

### 小便色黄

小便黄得像浓茶，可能是肝脏或胆囊有了病变。中医认为，小便色黄多是身体有热的表现，比如心火炽盛或是胃肠实热等，寒湿阻滞也可能导致小便色黄。另外，如果经常食用黄色食物，也可能导致小便变黄。

### 小便色蓝

小便色蓝可见于霍乱、斑疹伤寒、原发性高血钙、维生素 D 中毒的患者。但是尿液出现这种颜色其实与服药关系更密切，如服用利尿剂氨苯蝶啶或注射亚甲蓝针剂之后均可出现，停药即可消失。

### 小便色绿

小便绿色见于尿内有铜绿假单胞菌滋生时，或胆红素尿放置过久，氧化成胆绿素时。小便淡绿色见于大量服用吲哚美辛（即"消炎痛"）后。

## 小便色黑

小便色黑临床较少见，常常发生于急性血管内溶血的患者，如恶性疟疾的患者，出现尿黑色，是恶性疟疾比较严重的并发症之一。另外，有少数患者服用一些药物，如抗帕金森病的左旋多巴等之后，也会排黑尿，停药后即会消失。国外亦有资料显示，阵发性肌红蛋白尿的患者，在运动后也会排出棕黑色尿，同时伴有肌肉无力，可逐渐发展为瘫痪。小便色黑还提示可能是酚中毒或患有黑色素肿瘤。

恶性
疟疾

## 小便色红

小便色红多半是尿中有红细胞，医学上称为"血尿"。血尿是泌尿系统及其邻近器官或全身性疾病的一个信号。泌尿系统任何部位损伤出血均可引起血尿，如急性肾盂肾炎、尿道结石、泌尿系统结核等；全身性疾病，如血液病、某些传染病也常出现血尿；当肌肉受到严重的挤压伤时，尿液也可呈暗红色；中老年人出现无痛性血尿，或者是没有任何症状伴随的血尿，是泌尿系统肿瘤的重要信号，尤其应高度警惕。

泌尿系统损伤

# 望小便的性状

## 小便中有泡沫

小便表面有泡沫且长时间不消失，提示可能为蛋白尿，这是由于尿液含有蛋白质，表面张力变大，而使泡沫不易消失，遇到这种情况，应到医院去化验。尿中蛋白增高常见于肾盂肾炎，也可见于肝病。肝病患者的小便，一般冒出黄色泡沫，残留时间很长。

肝肾疾病

## 小便浑浊

排出的小便呈混浊状，静置后均匀沉淀，多半为盐类尿。注意是否伴有砂粒状物，如果有的话，那就是砂石，与饮食有关。如果小便呈脓样混浊，多半有絮状物，称为"脓尿"，是泌尿系统感染的征象。

泌尿系统感染

# 望小便量的变化

一个人小便量的多少和喝水、食物以及气候等因素有关，如夏季出汗多，小便少；冬季出汗少，小便多。患病时，小便量也会发生变化。成人 24 小时小便量超过 2500 毫升就称为"多尿"，在 100~400 毫升之间就称为"少尿"，少于 100 毫升称为"无尿"。

## 多尿

生理性多尿常见于大量饮水、寒冷刺激、饮酒、饮茶、输液、服用利尿剂或进食有利尿作用的食物后。病理性多尿常见于糖尿病、尿崩症，也可见于黏液性水肿、肢端肥大症、脑或脊髓肿瘤等疾病。

## 少尿

生理性少尿常见于饮水过少、出汗过多、摄入盐过多等；病理性少尿常见于急性肾盂肾炎、肾功能衰竭、严重呕吐、腹泻、高热、大量出汗的患者；充血性心力衰竭、门脉性肝硬化、腹膜炎及服用某些损害肾脏的药物中毒的患者；或由于前列腺增生、宫颈癌压迫两侧输卵管等原因所造成的尿路梗阻的患者。

## 夜尿

正常成年人日尿多于夜尿，一般人夜间排尿少，或不排尿。如果夜间排尿次数增加，达 4 次及以上，尿量超过白天，则称为"夜尿"。生理性夜尿常由睡前大量饮水、喝茶、喝咖啡、吃西瓜等，或由服用利尿药物引起。病理性夜尿常见于肾脏病变、心功能不全、高血压、糖尿病、尿崩症等疾病。

睡前 1~2 小时应少喝水或不喝水。

# 望呕吐物，判断肠胃问题

呕吐物多种多样，有的带有食物，有的是清水或痰涎，还有的混有脓血。中医认为，呕吐物有寒、热、虚、实之别，通过观察其形、色、质、量，可以帮助鉴别病症。

## 呕吐物清稀

呕吐物清稀无臭，多为寒呕。因胃阳不足，难以腐熟水谷，水饮内停，致胃失和降，多由脾肾阳衰或寒邪犯胃所致。

## 呕吐物较臭

呕吐物带有粪臭味，见于小肠梗阻；呕吐物含有粪便，见于肠梗阻晚期；呕吐物为枣黑色液体，见于急性胃扩张。

## 呕吐物酸腐

呕吐物酸腐，夹杂有未消化的食物，多为食积，见于幽门梗阻。常因暴饮暴食，损伤脾胃，宿食不化，久则腐败，致胃气不降而上逆，故吐出酸腐食物。如果呕吐未消化食物而无酸腐味，多属气滞，常频发频止，因肝郁气逆而吐出。

## 呕吐鲜血或血块

呕吐鲜血或血块，夹杂有食物残渣，多属胃有积热或肝火犯胃，见于胃、十二指肠溃疡出血或胃癌；或素有瘀血，血不归经而呕出。

## 呕吐黄绿色苦水

呕吐黄绿色苦水，多为肝胆湿热或郁热。因肝气横逆犯胃，热迫胆汁上溢，胃失和降而吐，见于十二指肠梗阻。

## 呕吐清水痰涎

呕吐清水痰涎，伴口干不饮、胸闷、苔腻，多为痰饮。因脾失健运，胃内停饮，痰饮随胃气上逆而吐出。

## 呕吐物稠浊酸臭

呕吐物稠浊酸臭，多为热呕。因邪热犯胃；或肝经郁火，横逆犯胃，胃气上逆所致。

## 呕吐量的多少

大量的呕吐见于幽门梗阻；少量的呕吐见于胃神经官能症及妊娠呕吐。

## 呕吐不费力

呕吐而不费力，进食即吐，吐出量不多，常因嗅到异味或看到厌恶的食物而引起，此属于神经官能症的范畴。

## 呕吐呈喷射状

呕吐呈喷射状，常见于脑炎、脑膜炎等颅内压增高的患者；呕吐时呈满口而出的状态，常见于肠梗阻。

## 食后很快呕吐

如果食物尚未到达胃内就发生呕吐，多为食道的疾病，如食管癌、贲门失弛缓症等；食后即吐而无酸味，多数为食管梗阻；食后即有恶心、呕吐，伴腹痛、腹胀者，常见于急性胃肠炎、阿米巴痢疾等。

## 饭后一段时间呕吐

呕吐发生于饭后 2~3 小时，可见于胃炎、胃溃疡和胃癌；呕吐发生于饭后 4~6 小时，可见于十二指肠溃疡；呕吐发生在夜间，且量多，有发酵味者，常见于幽门梗阻、胃及十二指肠溃疡、胃癌。

## 妊娠呕吐

妊娠呕吐常于清晨发生。如果已婚女性月经突然停止将近 2 个月且伴有呕吐，应考虑妊娠的可能。

## 呕吐伴有恶心

呕吐伴有恶心，呕吐后恶心能得到暂时缓解，常见于胃炎、胃溃疡、十二指肠溃疡、胃穿孔、胃癌、肠梗阻、腹膜炎等。

## 突然呕吐

呕吐突然发生，没有恶心的先兆，而且呕吐往往于头痛剧烈时出现，常见于偏头痛、脑震荡、脑出血、脑膜炎及脑部肿瘤等。

## 多种伴随症状的呕吐

呕吐伴有高血压的老人，如果没有头部外伤史，而发生剧烈头痛且进行性加重，应考虑颅内出血或感染；恶心呕吐，伴有剧烈的眼胀、头痛，眼部显著充血发红，瞳孔散大，应警惕闭角型青光眼；呕吐伴有上腹剧烈疼痛与发热，且在发病前有暴饮暴食的行为，应怀疑为急、慢性胰腺炎；呕吐伴有昏迷，应考虑尿毒症、糖尿病酮症酸中毒、肝昏迷等。

# 望月经、白带，诊断妇科疾病

月经是指伴随卵巢周期性变化而出现的子宫内膜周期性脱落及出血的现象。月经是女性特有的生理现象，周期一般为 21~35 天。白带即阴道分泌物，女性从月经初潮到绝经期为止，都有一定量的白带排出。通过观察月经和白带的情况，有助于诊断女性身体健康状况。

## 望月经诊病

正常的月经一般持续 2~8 天，平均为 4~6 天，月经量 20~60 毫升。如果月经出现异常，就提示身体发生了疾病。

### 月经颜色异常

正常的月经多为暗红色。中医认为，月经色鲜红且量多，质稠或夹血块，多为血热所致；月经色淡红且量多，质稀薄，多为气虚所致；月经色暗偏黑，并夹有血块，多为瘀血阻络所致；月经颜色或深红或淡红，经量偏少，多为肝气郁结所致；月经呈咖啡色，多为寒邪侵袭所致。

### 闭经

无月经或月经停止 6 个月以上，称为"闭经"。根据既往有无月经来潮，分为原发性闭经和继发性闭经两类。它常由全身性慢性疾病，如严重的贫血、肝病等，以及营养不良、内分泌失调等原因引起。另外，大脑遭受强烈刺激或损伤，也可能造成闭经。妊娠及哺乳期的闭经属于正常生理现象。

### 阴道流血

阴道流血指月经以外的其他不正常的出血情况，为妇科病的主要症状之一。由于女性各年龄阶段的生理特点不同，因而阴道流血的病症也就不一样。如女童和绝经后女性的阴道流血，应多考虑为器质性病变；青春期女性的阴道流血，应多考虑为功能失调性子宫出血；妊娠期女性早期阴道出血一般是先兆流产，晚期出血多为早产、前置胎盘或胎盘早剥等原因导致的。总之，一旦发现除正常月经之外的阴道流血，均要去医院检查治疗。

# 月经不调

月经不调表现为月经来潮不顺利，不是提前，就是错后，有时经量多，有时经量少，或者月经颜色不正常等。这可由思虑、劳累过度、外感风寒、房事不节、经期不注意卫生，或其他疾病等引起。

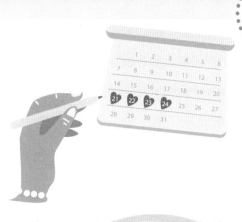

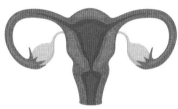

多种原因会导致月经量过多。

## 月经量过多

月经量过多常因子宫内膜息肉、子宫内膜异位症、子宫肌瘤、子宫内膜炎等疾病或功能性子宫出血而引起，或者是不注意经期卫生、受冷受热、精神过度紧张等原因引起。

## 月经周期不规律

每个女性的月经周期都是有规律的，如果突然提前或错后很多天，而且有不舒服的感觉，应及时检查，引起重视。但是，女性月经来潮开始的一两年或接近更年期时，间隔天数往往不那么准确，这一般不属病态。

## 月经量过少

月经量较其正常量明显减少，或行经时间缩短，甚至点滴即净，而月经周期正常，连续发生2个周期以上的现象，称之为"月经过少"。常由反复人工流产后子宫内膜萎缩、子宫发育不全、无排卵性月经、卵巢功能不良等引起。

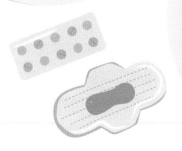

# 望白带诊病

正常的白带能经常保持阴道、子宫的湿润，保护阴道壁不受损伤。但是，当白带量多、味臭、颜色发生改变或呈脓性状时，则提示某些妇科疾病和其他疾病的发生。

## 白带量多

白带增多是一种症状，是不同疾病的临床表现，而以炎症为多见。一般情况下，中等量白带多见于排卵、过量雌激素刺激、情绪紧张时；大量白带往往提示阴道溃疡、化脓性阴道炎、宫颈炎、阴道异物及生殖器官肿瘤等，其中尤多见于由阴道毛滴虫、霉菌引起的阴道炎。此病容易交叉感染，而马桶、浴具、游泳池等是其感染的媒介物，所以要养成良好的卫生习惯，保持阴部的清洁，如有白带增多现象，应及时就医，以便根据病因采取针对性的治疗。

*阴道疾病*

## 无色透明黏性白带

无色透明黏性白带与鸡蛋清相似，或稍有混浊，但除白带增多外，很少有其他症状。这种白带多见于慢性宫颈炎以及使用雌激素药物后。

*宫颈炎*

## 白色黏稠白带

白色黏稠白带可能是正常现象，也可能是病理因素导致的。正常现象如月经期过后，由于雌激素水平的升高，白带变得黏稠；病理因素比如宫颈炎、子宫内膜炎、阴道炎等。

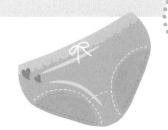

*各种炎症*

## 黄色黏液性白带

黄色黏液性白带见于宫颈糜烂、慢性宫颈炎等，它是由轻度感染引起的。

*宫颈感染*

## 黄色水样白带

黄色水样白带多见于宫颈癌、子宫内膜癌、子宫黏膜下肌瘤等病，它是由病变组织变性坏死所致，量往往较多。

## 泡沫性白带

这种白带多是滴虫性阴道炎引起的。除了白带增多外，往往伴有外阴及阴道的瘙痒，若再有化脓性细菌合并感染，则白带为黄脓样，并且有泡沫。

## 豆渣样白带

白带中混杂有豆渣样白色块状物，有时这种白色物质黏附在阴道壁上，不易脱下，这是霉菌性阴道炎的表现，常伴有奇痒，糖尿病患者容易患此病。

## 脓性白带

脓性白带色黄或黄绿，多有臭味。由于炎症渗出物、脓细胞、坏死的上皮细胞等，加上细菌的作用，会使白带呈现上述改变。脓性白带常见于滴虫性阴道炎、慢性宫颈炎、子宫内膜炎或宫腔积脓、老年性阴道炎等疾病。

## 血性白带

血性白带为白带内混杂有血液。出现这种白带，应警惕患恶性肿瘤的可能，如宫颈癌、子宫内膜癌等。有些良性病变也可出现这种白带，如宫颈息肉、子宫黏膜下肌瘤、老年性阴道炎、重度慢性宫颈炎所引起的副反应及宫内节育器所引起的副作用等。

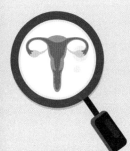

### 中医看白带异常

中医认为白带异常的主要病因是湿邪，湿有内外之别。外湿指外感之湿邪，如经期涉水淋雨，感受寒湿，或产后胞脉空虚，摄生不洁，湿毒邪气乘虚内侵胞宫，以致任脉损伤，带脉失约，引起带下病。内湿的产生与脏腑气血功能失调有密切的关系，多是脾虚运化失职，或肾阳不足，导致水湿内停，伤及任带二脉引起。

# 望血液，辨别疾病类型

近年来，医学研究发现，血液颜色、失血情况和某些疾病的发生有着一定的联系，可以通过望血液颜色和失血情况辨识疾病。

## 咯血反映呼吸系统问题

喉部、气管、支气管及肺实质出血，血液经咳嗽由口腔咯出的症状称之为"咯血"。此症与呕血不同，呕血的血来自胃，从食道呕吐而出，色多为紫黑，凝滞有块，间夹食物残渣；而咯血的血来自肺，色多鲜红，间夹泡沫。两者需加鉴别，不可混淆。

### 咯血年龄

青少年咯血应考虑肺结核、急性支气管炎、支气管扩张症等可能；中老年人咯血除以上常见原因外，还应先想到支气管肺癌、支气管内膜结核的可能。

### 咯血量多少

如痰中带血或咯血在 100 毫升以内的少量出血可见于急性支气管炎、慢性支气管炎急性发作、肺结核、支气管肺癌、血液病等；咯血在 100~500 毫升的中等出血，多见于支气管内异物对黏膜的损伤、心脏二尖瓣高度狭窄所致急性左心衰竭、急性肺水肿、肺结核等；咯血在 500 毫升以上的大量出血，常见于支气管扩张症、慢性纤维空洞型肺结核、肺癌晚期、血液病等。

### 咯血兼症主病

● 咯血伴有发热者，可见于急性支气管炎、慢性支气管炎急性发作、支气管扩张症并发感染、支气管内膜结核、肺结核、支气管肺癌、大叶性肺炎、肺脓肿、流行性出血热等。

● 咯血伴有呛咳者，常见于支气管肺癌、支原体肺炎等。

● 咯血伴有消瘦、浑身乏力者，多见于肺结核、肺癌等。

● 常接触粉尘的患者出现咯血，伴有咳嗽、上不来气，多为硅肺，属于职业病。

● 咯血伴有双颧、口唇青紫，活动后尤甚，多为先天性或风湿性二尖瓣狭窄。

# 呕血反映消化系统问题

呕血以溃疡出血常见，少数是由于胃癌、慢性胃炎、食道或胆道疾病、造血系统疾病等，可从以下方面诊断。

## 呕血年龄

消化系统问题

中青年人呕血，可见于十二指肠溃疡、胃炎等；中老年人呕血，可见于食管胃底静脉曲张破裂出血、消化性溃疡、消化道恶性肿瘤等。

## 呕血性质

胃部问题

呕出新鲜血液，量不多者，考虑是食管贲门黏膜撕裂综合征、食道损伤的可能；呕血量大者，多是食管胃底静脉曲张破裂出血；呕吐出咖啡色血液并含有食物残渣者，可见于胃炎、十二指肠球部溃疡、胃癌、胆道出血等。

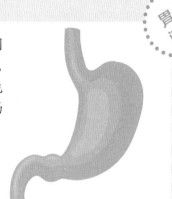

## 呕吐兼症主病

多种疾病

伴有节律性上腹疼痛者，可能是由胃或十二指肠球部溃疡所致；伴有蜘蛛痣、腹壁静脉曲张者，多见于食管胃底静脉曲张破裂出血；伴有黄疸者，可见出血性胆管炎、壶腹周围癌、重症肝炎等；伴有皮肤黏膜出血者，可能为血液病、重症肝炎等；伴发热、发冷、右上腹部剧痛者，多提示胆道出血；伴有消瘦、食欲减退、体倦乏力者，可能为胃癌征兆；出血时上腹疼痛缓解者，可能为消化性溃疡；右上腹剧痛缓解后出现呕血者，可能为胆道出血；出血后上腹痛仍不缓解者，可能为胃癌。

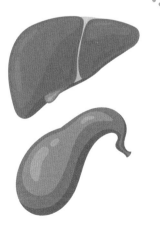

# 血液颜色异常主病

正常人的血液是红色的，但在现实生活中，有时人的血液颜色会发生改变，此时要提高警惕，因为多数变色的血液与疾病有关。

## 淡红色血液

淡红色血液提示人体血液中血红蛋白低于正常标准，有贫血发生。中医认为淡红色血液属气血虚弱证。

*贫血*

## 暗红色血液

暗红色血液提示人体处于轻度缺氧状态，人体血液中的二氧化碳浓度过高。

*缺氧*

## 暗紫色血液

暗紫色血液提示人体患有重度肺气肿、肺源性心脏病或发绀型先天性心脏病。这些疾病均会导致机体缺氧，使血中氧合血红蛋白含量降低，血红蛋白量增高，血液呈现暗紫色。

*心、肺问题*

## 樱桃红色血液

樱桃红色血液提示人体发生了一氧化碳中毒，致使血红蛋白与一氧化碳结合成失去携氧能力的碳氧血红蛋白，当碳氧血红蛋白达到30%~40%时，不仅血液呈樱桃红色，而且颜面、前胸和大腿内侧皮肤也呈樱桃红色。

*一氧化碳中毒*

## 棕色或紫黑色血液

棕色或紫黑色血液提示亚硝酸盐中毒。当人体大量进食含硝酸盐较多的咸菜或变质的剩菜后，肠道细菌会把硝酸盐还原为亚硝酸盐，亚硝酸盐是强氧化剂，能将血红蛋白中的二价铁氧化成三价铁，从而使它失去携氧作用，导致组织缺氧。中医认为，血色紫暗为瘀血，血色黑是瘀血重症。

*亚硝酸盐中毒*